歯科専門税理士が教える

利益最大化&給与最大化の医院経営術

山下剛史 著
税理士法人キャスタック

Do デンタルダイヤモンド社

はじめに
最高の人材を確保し、彼らに投資することが、最終的には最高のリターンをもたらす

　私は現在、歯科医院専門の税理士事務所を経営している。お客様はほぼ100％歯科医院。そして、2024年現在、約48％のクライアントが「年商1億円」を達成している。2019年には『年商1億円医院の設計図』という書籍を執筆し、その年の歯科業界でのベストセラーとなった。それを読んで年商1億円が決して夢の数字ではないことがわかり、年商1億円を目指してきた先生も多いだろう。

　しかしそのちょうど1年後、誰もが予想しない事態に遭遇する。新型コロナウイルス感染症のパンデミックである。これにより、歯科医院の経営も大きくダメージを受けた。ちょうど流行が始まった4月ごろには街には誰もいなくなっていたのだから当然だ。当時は売上が2〜3割落ちるのが当たり前で、歯科医院専門でやってきた私も「これは大変なことになる」と思ったものだ。しかし、その影響も日が経つにつれて落ち着き、その翌年には過去最高売上をたたき出す歯科医院が続出した。

　それではなぜ過去最高の売上になったのか。その最も大きな理由は「コロナ融資」である。この時期はこの状況がいつまで続くのかまったく誰も予想がつかなかった。そのためクライアントの先生には、「とにかく高台に逃げてください」とお伝えし、借入による手元資金を厚くしてもらった。

　また、コロナ融資はとくに医療機関には優しく、ほとんど審査も

なしに多額の借入が実現できた。そして、意外と売上が落ちないということがわかると、そのお金を「人件費」「広告」「器材」など、私が『年商１億円医院の設計図』でおすすめした投資に回す先生が現れた。

　加えて、コロナ禍では旅行や食事などの娯楽に回していたお金の流れがストップし、それが自由診療などの高額な治療やメインテナンスなど「健康分野」に回ってきた。さらに、マスク生活になったおかげで矯正の分野も非常に活発化した。つまり、歯科業界は経営面だけでいえばコロナで一時は大きなマイナスの影響を受けたものの、その後はプラスの影響のほうが大きかったのである。

　しかし、現在はその状況も一変し、歯科業界は経営面で非常に厳しい環境に置かれている。まず、コロナ禍が明け、いままで「健康分野」に回ってきたお金が「娯楽」に向かうようになってきた。しかも、コロナ禍で使えなかったぶん、余計に娯楽にお金を使いたいという人が増えているように思う。

　そして、物価高騰により財布の紐が固くなった。クライアントとの打ち合わせでも「最近、自費治療の売上が減ってきてるんだよね」という声を聞くようになってきた。いままで美容院に行く回数が３ヵ月に１回だったのが半年に１回になれば、歯科の定期検診などでもこれと同じ現象が起こってくるのは当然といえる。

　さらに、医院経営で大きな割合を占める材料代や歯科技工代、その他の固定費が物価高騰により軒並み上がってしまっている。そのため、**いままでと同じ売上であっても利益は減ってしまう**ことになる。

　そして最後に、いま一番、歯科業界で直面している課題は、何といっても**「人材の確保」**である。

　われわれの事務所は、税務以外にもクライアントのいろいろな経

営の相談を受けるのだが、ここ数年はクライアントの悩みの9割がこの「人材の確保」になっている。

人件費についても、ここ数年の上昇率はいままでで経験したことのないような上昇率である。また、政府も「賃上げ推奨」として、いろいろなところで賃上げの話がされており、Yahoo!を見ると「転職」を促すエージェントのバナー広告があちこちに貼られている。

このように人材の争奪戦が歯科業界でも始まってきたことで、医院の経営は非常に厳しいものになっている。気を抜くと「スタッフが半分になってしまった」ということも起こり得る。

これまでは「売上こそ正義」であり、隣の歯科医院より売上を上げること、地域で最も大きな売上規模になることこそが、この業界では「勝ち組」の基準だった。

余談だが、私はこの「勝ち組」という言葉にものすごく違和感がある。本来経営において「勝ち」も「負け」もない。目の前の患者さんによい治療を提供することで幸せになってもらい、それで院長、スタッフや家族が幸せになる、これが医療の本質であろう。しかし、現実としてこの業界では「売上」がひとつの成功のバロメーターになっていることは事実である。

私が『年商1億円医院の設計図』を出版してからというもの、いろいろなところで『年商〇円の……』というフレーズを目にすることになる。また、「スタッフ〇人」「分院〇院」という、規模の大きさを強調したセミナーや書籍も増えてきているように思う。もちろん、規模の拡大を目指すことが悪いことではない。しかし、**これからの時代に求められるもの、それはスタッフの幸福と利益の追求**である。

そして、スタッフの幸福のためには人件費を上げていくことが重要になる。いくら人間関係がよくても、いくら福利厚生を充実させ

ても、スタッフの給与を上げられない院長は経営者失格である。これからの歯科医院経営者として考えなければならないことは、**人件費を増やしながら利益を増やすこと**にある。

しかし、はたして本当にそんなことが可能なのだろうか。それに答えるべく、本書では「人件費と利益をどのようにして増やしていくのか」をテーマとして述べたい。

そして、「売上○円」というセミナーでも、「その医院の人件費率はどうなのか」「利益はどれくらい残っているのか」ということはほとんど語られることがないし、そのようなデータもほとんどない。そのため、多くの先生が手探り状態で経営をしているのが現状であろう。そこで本書では、弊社顧客データベースをもとに、売上規模によって人件費や利益はどうなっているのか、そして、人件費を増やしながら利益を増やすためには何をしていけばよいのかなどについて、クライアントへの取材を通じてその手法をお伝えしたい。

本書を読むことで、歯科医院の院長もそこで働くスタッフも給与が増え、そして医院にお金が残るようになることが本書のゴールである。

平成の医院経営は「売上」の最大化を目標にすることだったが、令和の医院経営は「利益」の最大化を目標にすることである。そして、利益よりももっと大切なこと、それが先生の医院で働くスタッフの幸せを追求することである。

それでは、人件費を増やしながら利益が増え、先生のまわりにいる人たち全員が幸せになる世界へ、私がご案内しよう。

CONTENTS

はじめに
最高の人材を確保し、彼らに投資することが、最終的には
最高のリターンをもたらす 2

第1章 "採用無理ゲー時代"に歯科医院がとるべき戦略
1 スタッフ給与を上げたくても上げられない3つの要因 10
2 あなたの歯科医院の人件費率が上がり続けない本当の理由 15
3 スタッフはどのような理由で退職するのか？ 19
4 歯科医院の採用はこの3年でさらに厳しくなる 23
5 社労士との顧問契約で労務の環境を整備する 27

第2章 数字で見る歯科業界の人件費率と利益率
1 「売上」ではなく「人件費」や「利益」を目標にすべき理由 32
2 「自分が満たされた状態」を数値化する方法 35
3 歯科医院の「人件費率」と「利益率」の基準値は？ 39
4 自費率が高い医院の利益率は本当に高いのか？ 45
5 隣の医院の数字をこっそり覗き見する方法 49

第3章 給与や利益を計画するための「ストラック図」の作り方
1 歯科医院のお金を戦略的に考えるためのストラック図とは？ ... 54
2 歯科医院の利益を増やす方法はこの4つだけ 58
3 【実践】決算書の数字から「ストラック図」を作ってみる 66
4 売上が10％減ると、利益は何％減るのか？ 71
5 人件費と利益を増やすための売上目標の計算方法は？ 75

事例01：スタッフの成長を第一に、夢を応援する姿勢で
医院を発展させる
神奈川県・ゆめの森歯科いせはら ………………………………… 81

第4章　スタッフの給与を上げながら医院の利益を増やす手法

1　人件費を減らすと利益が増えるは大間違い ………………………… 90

2　ユニットが増えなくても給与を上げ続けるための売上戦略 …… 93

3　人件費を増やした医院が使える「賃上げ促進税制」とは？ …… 97

4　給与を上げたくないスタッフのための退職金の活用方法 ……… 104

5　院長報酬とスタッフ給与の適正なバランスとは？ ……………… 108

事例02：スタッフ満足度を高めるカギは設備・システム・人への
投資にアリ
大阪府・スマイルデザイン吉田歯科 …………………………… 113

第5章　院長報酬を適正化するための「ライフプラン」の作り方

1　吐くまで食うな ………………………………………………………… 122

2　院長がリタイアできないのは老後のフローが作れていないから … 125

3　院長の夢を「数値化」してライフプランに入れてみる ……… 129

4　現役時代とリタイア後の収入を入れてみる ……………………… 133

5　「試算表」ではなく「資産表」を作ってみる ……………………… 143

COLUMN：リタイア後の公的年金以外のインカムを
どのように形成するか？ ……………………………… 146

事例03：歯科医師人生を俯瞰して引退後の人生を
プランニングする
大阪府・あいはら歯科・矯正歯科 …………………………… 149

第6章　医院の利益を増やすための「評価制度」の作り方

1　評価制度を作る出発点は「キャリアパス制度」の作成 ………… 158

2	幹部スタッフに賞与を決める権利の一部を委譲する	162
3	人事評価で大事なことはすべて息子のドラクエから学んだ	166
4	インセンティブをベースにした評価制度は破綻する	170
5	歯科医院の賞与予算はどのように計算すべきか？	173

事例04：ユニット８台で年商4.4億円
高収益短時間診療が叶えるみんなの幸せ
兵庫県・伊藤歯科クリニック …………… 177

第7章　人件費を上げつつ、利益を増やしたいなら 「経営計画書」を作りなさい

1	院長は毎月「経営計画書」を考える時間をとりなさい	186
2	利益に興味をもってもらうために「決算賞与」を導入する	191
3	「経営計画書」を作成する手順は？	194
4	令和の数値計画は「人件費」をベースに決めていく	198
5	「経営計画書」で採用面接を差別化する方法	200

事例05：経営指針書をもとにスタッフ全員が満足する
医院経営を行う
兵庫県・わく歯科医院 …………… 203

あとがき
３人のレンガ職人 …………… 211

ブックデザイン：雨谷卓生

第1章

"採用無理ゲー時代"に歯科医院がとるべき戦略

1

スタッフ給与を
上げたくても上げられない
3つの要因

　現在、歯科業界を取り巻く環境は大きく変化してきている。前著『年商1億円医院の設計図』（デンタルダイヤモンド社）では、これからの歯科医院がどこにお金を使うべきかについて、「広告」「人材」「器材」の3つについて取りあげ、それぞれについて詳しく説明した。そして、そのノウハウはいまも変わっておらず、この3つに投資することで医院を成長させていくしかないと考えている。

　通常、投資を考える場合にはそこから得られるリターンを考えないといけない。「お金」という資源をどこにどれくらい投下していくのか、その判断はそこから得られるリターンであるはずだ。しかし、この「広告」「人材」「器材」の3つの投資のうち、「人材」への投資だけはリターンが非常に複雑なのである。

　たとえば、歯科医師のアシストが足りない場合、歯科助手を採用すれば、おそらくその歯科助手の給与以上に点数が上がるだろう。また、メインテナンスの患者数が増えてきて歯科衛生士の手が足りない場合は、歯科衛生士を採用すればそれ以上のリターンを得られると考えられる。しかし、スタッフの給与アップ、つまり昇給や賞与はどうなるだろうか。

　社員の給与を昇給させたからといって、急に昇給月から売上が増えるだろうか。そのようなことはあり得ない。つまり、給与は上げ

たところでリターンが急によくなることはまず考えられない。それであれば、「昇給や賞与は行わない、もしくは可能なかぎり低く抑える」というのが「投資」の観点からは正解となる。

　近年、いろいろな書籍などで**「生産性」**というキーワードを目にすることがある。この生産性を数式化すると以下のようになる。

「生産性」＝「アウトプット」÷「インプット」

　分子が「アウトプット」で分母が「インプット」。つまり、**できるだけ少ないインプットでできるだけ多くのアウトプットを得る。** これができれば生産性が高いといわれるわけである。

　しかし、この「生産性」、実は**主語が誰か**によって意味合いがまったく異なってくる。

　まず主語が「経営者」である「院長」の場合。この場合は、アウトプットは**「売上高」**である。そしてインプットは**「人件費」** などの経費になる。つまり、「できるかぎり少ない人件費で、できるかぎり高い売上を上げる」、これこそが生産性の高い歯科医院ということになる。そして、これは前述の投資の概念とも同じになる。

　しかし、今度は主語を「スタッフ」にしてみるとどうだろうか？

　この場合、アウトプットは何になるか。それは**「給与」**である。そしてインプットは何かといえば**「時間」** になる。つまり、**できるだけ少ない時間でできるかぎり高い給与を得る。** これこそが、スタッフにとって高い生産性になるわけである。

　このように考えると、人件費を可能なかぎり少なくすることは、経営者にとっての生産性は高くなるが、スタッフにとっての生産性は低くなってしまうことが理解できるだろう。そのため、このスタッフの給与を低くするという戦略は、経営者とスタッフ両方の生産性を考えるとうまくいかないことがご理解いただけると思う。

1. スタッフ給与を上げたくても上げられない3つの要因　　11

かつてのように、人がどんどん採用できる「買い手市場」の時代であれば、経営者の生産性のみを考えた戦略、つまりできるかぎり少ない人件費でできるかぎり高い売上を上げる、ということもできたかもしれない。しかし、現在のような「売り手市場」の環境であれば、スタッフはより生産性の高い職場に移ってしまうため、人件費を上げていくという戦略が欠かせなくなってきている。

　しかしながら、この人件費を上げていくということは、実はそう簡単ではない。

　おそらく、多くの院長が現在、この「人件費増加」にどのように対処していくべきなのかで非常に頭を悩ませている。歯科業界において人件費を上げることが難しい理由は、大きく次の３つだと考える。

　まず１つ目は**「歯科医院」というビジネスモデルの特性上、給与を上げ続けることが非常に難しい**ということである。歯科医院の売上は、基本的にはユニットの台数で売上の上限値がほぼ確定する。これは前著『年商１億円医院の設計図』でもお伝えしているとおりである。そのため、ユニット台数を無限に増やすことができないかぎり、毎年右肩上がりで売上を伸ばし続けるというのはほぼ不可能ということになる。そのため、スタッフ給与だけを上げ続けると、どこかで必ず限界がくる。

　そして、現在の日本の労働法ではスタッフの給与は一度上げてしまうと簡単には下げられない。また、給与に仕事内容が見合わないからといって、簡単に解雇することもできない。そうなると、将来を予測しながら、賃金上昇を設計していかないといけない。さらに、将来がその予想どおりになるかどうかはわからないため、結局、給与を上げられないというジレンマに陥ってしまう。

　２つ目の理由は**人件費の適正値がわからない**ことである。自分の

12　第1章　"採用無理ゲー時代"に歯科医院がとるべき戦略

医院の人件費率はどれくらいが適正なのかという基準がわからないと、いくらまで人件費を上げてもよいのかがわからないはずである。たとえば、いまの医院のユニット台数、スタッフ数、売上高などが同じ医院であれば、どれくらいの人件費率になっているのかなどである。

　この人件費は「院長報酬」についても同じことがいえる。個人経営の歯科医院の場合、**院長報酬＝利益**であるため、「院長報酬」つまり「利益」の適正額を知らずに経営しているケースが多いように思う。当たり前の話だが、院長報酬や利益を減らせば、そのぶんを人件費に回せる。そのため、現状における適正な「人件費」、そして適正な「院長報酬」と「利益」の金額を知らなければならない。

　３つ目の理由は**「どうなったら給与をいくらにする」という明確な判断基準がないこと**である。そのため昇給や賞与の時期は、院長も明確な答えがないので毎年頭を抱えることになり、結果、昇給は一律いくら、賞与は基本給の○ヵ月ぶんという賃金設計になってしまう。

　頑張っても頑張らなくても給与が同じなのであれば、頑張らないスタッフが得をすることになる。結果として、優秀な社員は去り、優秀でない社員が残ることになってしまう。こうなると組織としては成り立たない。

　しかし、これは別に歯科医院にかぎったことではない。東京都産業労働局の調査によれば、賞与の支給について、一般の中小企業で「支給時期および額を定めている」企業は全体の約１割しかない（**表１**）。

　また、優秀なスタッフであればあるほど、自分がこの医院に勤務して将来どのようになれるのかを考えている。通常であればそのようなスタッフは、その医院で働いている先輩の姿を見て将来を予測

1. スタッフ給与を上げたくても上げられない３つの要因　　13

表❶　賞与規定の有無（東京都産業労働局：中小企業の賃金事情（2023年／令和5年版）より引用改変）

		集計企業数	支給時期のみ定めている	支給時期および額を定めている	賞与規定なし	無回答
調査産業計		876 (100.0)	619 (70.7)	93 (10.6)	164 (18.7)	−
	労組有	63 (100.0)	46 (73.0)	7 (11.1)	10 (15.9)	−
	労組無	813 (100.0)	573 (70.5)	86 (10.6)	154 (18.9)	−

【単位：社】　　（　）内は構成比（％）

することになる。しかし、開業してからの期間が短かったり、長く勤務しているスタッフがいなかったりする場合にはそれが不可能になるため、自分の未来が予測しにくくなってしまう。

　そこで、これらの問題を回避するためには医院の「評価制度」を作る必要がある。しかし、どこから手をつけてよいのかわからないという先生も多いと思われる。したがって、本書ではこの評価制度についても、簡単に明日から取り組める事例を紹介する。

2

あなたの歯科医院の
人件費率が上がり続けない
本当の理由

　エリヤフ・ゴールドラット氏の著書『ザ・ゴール』で有名になっ
た TOC 理論（制約理論）には **「ボトルネック」** という考え方がある。
歯科医院はビジネスモデル上、ユニットの台数で売上の上限値がほ
ぼ確定してしまうため、毎年、売上を上げ続けようと思えば、ユニッ
トを増やし続ける必要がある。つまり、ユニットの台数が「ボトルネッ
ク」となってしまい、売上の伸びが鈍化することが多い。

　この「ボトルネック」はいろいろなビジネスモデルで存在し、た
とえばわれわれの事務所では担当者の「人数」がこれにあたる。一
人あたりが担当できるクライアントの数が決まっているため、担当
者が増えないと売上の伸びは鈍化する。そのため、税理士事務所は
一般的に売上を増やし続けるためには人数を増やし続けないといけ
ない。そして人数が増えてくると、その社員が働くスペースを確保
するためのテナントが必要になってくる。最近では大きなオフィス
を借りずとも「テレワーク」の活用でこの問題は解消されるかもし
れないが、テレワークはそのようなメリット以上にデメリットも存
在する。

　たとえば、隣のデスクで仕事をしている社員がミスをして上司に
指導されていたとする。それを聞いていた周りの社員は「こんなこ
とをしたらダメなんだな。自分も気をつけないとな」となる。テレ

2. あなたの歯科医院の人件費率が上がり続けない本当の理由　　15

ワークだとこういったことがわからず、成長のスピードは鈍化すると私は考えている。そのため、われわれは人数が増えるたびに隣のテナントを借りたり、移転したり、新たな店舗を出したりしてスペースを拡大してきた。これをわれわれは「ヤドカリ作戦」と呼んでいる。

　もちろん最初から大きなテナントを借りていればよいのだが、もしクライアントが増えなかったり、社員数が増えなかったりすれば、ずっと高い家賃を払い続けないといけないというリスクが存在する。そのため、ヤドカリが大きくなれば自分の殻を替えていくように、成長とともに少しずつ大きなテナントに移転していったのである。このヤドカリ作戦は、ボトルネックであるユニットの台数を増やすという戦略にもそのままあてはまり、歯科医院でいえば**「拡大移転」**や**「分院展開」**などがこれにあたる。

　しかし、われわれの実体験からもいえることだが、拡大のたびに移転するのはものすごいコストと労力がかかる。これは歯科医院であればなおさらであろう。さらに、歯科医院の場合は「店舗型ビジネス」であるため、既存顧客、つまり患者さんの通える範囲に移転しないとその顧客の売上を逸してしまうという大きなリスクが存在する。また、引越し期間中の売上が見込めなかったりもするので、何度も移転を繰り返すということは歯科医院のビジネスモデル上、非常にハードルが高くなる。

　ユニットが増やせない以上、それ以外の方法で売上を増やさなければスタッフの給与を上げ続けるのは不可能である。しかし現実としては、多くの歯科医院が毎年決まった金額の昇給を行っていることが多いのではないだろうか。

　「人件費率」は「人件費」÷「売上高」で計算できる。売上が上がっ

ていないのに毎年人件費だけが上がっていくのであれば、人件費率は毎年上がり続けることになる。しかし、まだ多くの歯科医院では人件費率が毎年上がってきているという現象には陥っていないように思われる。

そのおもな理由は、**スタッフが定期的に退職する**からである。一般企業と違い、歯科医院で10年、20年と勤める人は非常に少ない。また、女性中心の職場であるため、結婚や出産などのライフイベントで定期的にスタッフが入れ替わる。そのため、昇給して賃金が高くなってきた人が辞め、また賃金の低い人が入ってくる。

このように、いままで歯科業界では長く勤め上げるということが非常に少なかったため、人件費率が上がり続けることが少なかったように思われがちである。

しかし、実はそうではない。確かに人件費率だけを見るとそうであろう。ただ実際は、新しいスタッフを採用するためのコストや労力、そしてまた一から教育し直すための教育訓練費や研修費、そして院長や教育担当スタッフの人的コストがそこに発生している。最近ではとくに人材紹介会社などへ支払う手数料も非常に大きくなっており、いままでのように求人を出せばすぐに採用できるという時代ではなくなっている。そのため、このような「定期的に退職することで人件費率が抑えられる」という戦略はどこかで破綻してしまう。

また、歯科医院の場合には、一般企業と異なり「役職給」がほとんど存在しない。通常、企業であれば役職が上がるごとに役職給がつき、ここで大幅な賃金アップが行われる。中小企業の役職給は**表1**のようになっており、たとえば部長職になると10万円ほど給与が上がることになる。

しかし、歯科医院の場合、ドクターや歯科衛生士という職種の違

表❶　役職手当の支給金額（東京都産業労働局：中小企業の賃金事情〔2023年 / 令和5年版〕より引用改変）

	同一役職の支給額は同じ			同一役職でも支給額が異なる		
	部長	課長	係長	部長	課長	係長
調査産業計	83,916	57,621	26,165	101,933	56,848	23,816
10～49人	73,443	46,620	25,443	90,851	52,143	27,828
50～99人	80,724	50,252	25,438	107,998	54,670	15,911
100～299人	111,675	86,985	28,345	126,224	70,007	23,143

【単位：円】

いはあるものの、そこに大きな役職としての序列はなく、「院長」と「院長以外」という組織であることが少なくない。これは長く勤務するスタッフが少ないことにも起因しており、そのため、役職給による大幅な賃金アップがないことで人件費増加のインパクトが少ないことが考えられる。

　このようなことから、**人件費率が上がっていないと思っていても、実はそれ以外の採用や教育のためのコストや負担が、院長や教育担当者には大きくのしかかっている**。人件費率が下がるからといって、「定期的にスタッフに退職してほしい」と思う院長がいないのはこのためである。

　採用が非常に厳しくなっている現在、これからの歯科医院がとるべき戦略はたった1つ。それは、**いま働いてくれているスタッフにできるだけ長く働きたいと思ってもらえるような環境を作ること**である。

　スタッフは自由に職場を選ぶことができるため、「他の職場にいくと損をする」と思ってもらえるような組織を作る以外に方法はない。つまり、院長もスタッフも幸せになるための組織作りを真剣に考えていかなければならないといえる。

3

スタッフはどのような理由で退職するのか？

　これからの歯科医院経営において重要なことは、いま働いてくれているスタッフができるだけ長く働きたいと思う環境を作ることである。そのためには、スタッフが退職する理由をまず理解しておかなければならない。

　それでは、スタッフはどのような理由で退職するのだろうか。

　表1は厚生労働省の「第6回21世紀成年者縦断調査」でわかった**「退職の理由」**である。これを見れば、女性の正社員（正規）に多い退職の理由は、

- 会社の経営方針に不満を感じたから（32.3%）
- 給与・報酬が少なかったから（30.6%）
- 労働時間が長かった・休暇が少なかったから（29.0%）
- 事業または会社の将来に不安を感じたから（24.2%）
- 人間関係がうまくいかなかったから（21.0%）
- 能力・実績が正当に評価されなかったから（21.0%）

などが上位に挙げられる。また、女性のパート（非正規）社員として多いものは、

- 給与・報酬が少なかったから（21.5%）

が圧倒的に多く、逆に正社員では上位に挙がっていた、

- 会社の経営方針に不満を感じたから（11.6%）

表❶ スタッフのおもな退職理由（厚生労働省：第6回21世紀成年者縦断調査より引用改変）

	男		女	
	正規	非正規	正規	非正規
総数	100.0	100.0	100.0	100.0
自分の希望する仕事ではなかったから	13.0	10.2	9.7	12.0
能力・実績が正当に評価されなかったから	21.1	8.5	21.0	9.0
給与・報酬が少なかったから	40.7	22.0	30.6	21.5
労働時間が長かった・休暇が少なかったから	30.9	10.2	29.0	9.4
独立・起業のため	0.8	−	−	0.9
通勤時間が長かったから	8.1	3.4	6.5	6.9
転勤が多かったから	0.8	−	1.6	−
一時的・不安定な仕事だったから	4.9	10.2	4.8	8.2
人間関係がうまくいかなかったから	13.8	10.2	21.0	13.7
会社の経営方針に不満を感じたから	30.1	11.9	32.3	11.6
事業または会社の将来に不安を感じたから	31.7	6.8	24.2	4.3
結婚したから	1.6	1.7	1.6	0.9
出産・育児のため	−	−	1.6	1.3
健康がすぐれなかったから	7.3	5.1	6.5	7.7
家族の介護のため	0.8	1.7	−	1.7
家族が転勤したから	−	−	−	0.9
育児休業がとりにくかったから	−	−	−	0.9
会社から出向・転籍を命じられたから	4.1	1.7	1.6	0.9
希望退職に応じたから	2.4	−	−	0.4
倒産したから	6.5	3.4	−	3.0
解雇されたから	4.1	5.1	3.2	3.0
契約期間が満了したから	−	23.7	1.6	15.0
初めから短期のつもりだったから	2.4	6.8	−	9.0
新しい仕事がみつかったから	18.7	23.7	19.4	16.7
勉強のため	−	3.4	3.2	3.0

単位：%

- 労働時間が長かった・休暇が少なかったから（9.4%）
- 能力・実績が正当に評価されなかったから（9.0%）
- 事業または会社の将来に不安を感じたから（4.3%）

などの理由は、正社員に比べるとかなり低い数値となっている。

　つまり、正社員とパート社員では退職理由が少し異なることを理解しておくべきである。そのうえで、これらの退職理由として挙げられている項目を、どのように改善していくのかを考えていかなければならない。

　たとえば、「労働時間が長かった・休暇が少なかった」という項目の改善を考えてみる。そうすると、診療時間の見直しや残業の削減、有給取得率のアップなどが考えられるかもしれない。

　一例を挙げると、われわれのクライアントで「土日休み」を取り入れた歯科医院がある。土曜日は歯科業界ではおそらく一週間のうちで最も売上が上がる曜日だろう。しかし、この医院はあえてそのチャンスを捨ててでも、この部分の改善に取り組んだ。もちろん、簡単にとれる戦略ではないが、もしかするとこのような医院が増えてくる可能性もある。現に、コロナ禍で診療時間を短くした医院が多くなり、いままでどおり夜遅くまで診療をしている医院は、採用が厳しくなってきているという現状があることは周知のとおりであろう。

　また、働き方改革関連法の成立により、2019年4月1日以降、有給休暇を少なくとも5日は取得させないといけないという義務が発生し、加えて、パート社員でも働く時間に応じて有給休暇を与えなければならないことになっている。

　「なぜ時給で働くパートに有給休暇があるのか？」と疑問に感じるかもしれないが、このようなところも整備していくべきポイントの

１つになってくる。

　有給休暇を計画的に取得してもらうためのルールを作ってもよい。たとえば、われわれの事務所では「結婚記念日」は有給休暇を取得することになっている。できるだけ家族とのイベントを大切にしてもらうための取り組みの１つである。

　また、医院独自の休暇制度を作ることも考えられる。たとえば、われわれの事務所では一定のランク以上の社員は年に４日間連続で、有給休暇とは別に**「リフレッシュ休暇」**が与えられる。これも家族との時間を大切にしてもらうための制度であり、このリフレッシュ休暇がほしくてそのランクを目指すスタッフも少なくない。

　スタッフを主語とした生産性を考えると、「アウトプット」が「給与」で、「インプット」が「時間」となるということは前述のとおりである。つまり、休みや時間が改善されることは、スタッフからみれば生産性が高まるのである。

　ただし、ここで気をつけないといけないことは、**医院としての生産性を落とさないこと**である。つまり、医院としての売上が下がらないことである。休みを増やしたり、診療時間を変更したりして、スタッフの生産性が上がっても、その結果として売上が下がり、医院としての生産性が落ちてしまったのでは元も子もない。診療時間や休みなどを変えにくい一番の原因はここにある。そのため、このような改善をする場合には売上が下がらないことを条件とし、もし売上が下がったら元に戻す可能性なども事前に伝えたうえで実行していくことをおすすめしたい。

4

歯科医院の採用はこの3年でさらに厳しくなる

　現在、多くの歯科医院で最も大きい悩みは**「採用（人材の確保）」**である。とくにここ数年で歯科業界の人材難は大きく加速してきた。しかし、これはまだ悲劇の始まりに過ぎない。この「人材の確保」の厳しさはこれから毎年加速していく。その一番の原因は**少子化による若年層の減少**である。

　図1は2010年から10年ごとの人口動態の推移である。たとえば、20 〜 30代女性のボリュームゾーンを見ると、どんどん人数が減っているのがわかるだろう。2010年に約1,571万人あった20 〜 30代女性の数は、2020年には1,267万人、2030年には1,157万人、そして2040年には1,053万人になる。このように、10年後、20年後にはさらにこのボリュームゾーンの人数は減ってくる。

　「絶対にクリアできないゲーム」、これをいまの子どもたちは**「無理ゲー」**と呼ぶ。この人口動態のマクロの数字を見るだけでも、これからの歯科業界の採用は「無理ゲー」時代に突入したことがわかるだろう。

　私はクライアントの税務以外の経営相談にも乗ることが多いが、10年ほど前の相談のメインは「マーケティング」、つまり「集客」だった。どのようにして患者さんを増やしていくのか、ホームページはどのように作るのがよいのか、広告は何を出せばよいのか、どのよ

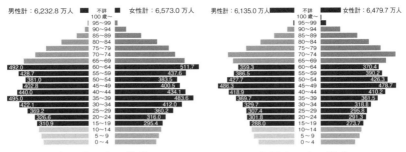

a：2010年日本の人口構成　　b：2020年日本の人口構成

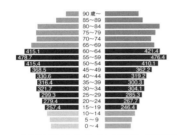
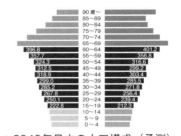

c：2030年日本の人口構成（予測）　　d：2040年日本の人口構成（予測）

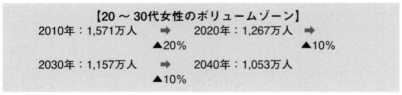

図❶　日本の人口構成ピラミッド（国立社会保障・人口問題研究所：人口ピラミッド〔https://www.ipss.go.jp/site-ad/TopPageData/PopPyramid2017_J.html〕より引用改変）

うな文章にすればよいのかなど、新患をどのように増やしていくのかという相談が非常に多かった。

　しかし、最近のメインの相談はマーケティングではなく、ほとんどが**「採用」**に移ってきている。つまり、**これからは患者さんを集めること以上にスタッフを集めることが難しくなってくる**ということである。

次に都道府県別の歯科衛生士の数を見てみよう。日本歯科衛生士会のデータによると、都道府県別歯科衛生士の数は**表1**のようになっている。ここからわかることは、たとえば東京都の歯科衛生士数は約15,800人、これに対して東京都の歯科医院数は10,680件（令和4年2月末）。つまり、東京の場合には1医院に1.5人しか歯科衛生士が採用できないという計算になる。

　また、歯科医師、歯科衛生士の採用は以前から厳しかったが、最近は歯科助手や受付など国家資格をもたないスタッフの採用ですら非常に厳しくなっている。

　これはなぜかというと、歯科医院以外の企業の人材不足が影響している。歯科医師、歯科衛生士であれば、採用は基本的には歯科医院だけがライバルとなる。もちろん一般企業や大病院などでも一部採用はあるかもしれないが、まだその数は多くないだろう。このように、**歯科医師や歯科衛生士の採用については、ライバルは隣の歯科医院になる**。そのため、差別化の対象となる相手は「歯科医院」だけでよく、雇用条件や福利厚生についても歯科医院の求人媒体で、自分の医院と同じ地域を検索すれば容易に調査可能である。

　しかし、**歯科助手や受付はライバルが歯科医院だけではない**。歯科助手や受付の場合は、一般の企業や飲食店などあらゆる業種が就職先として考えられるのだ。

　以前はわれわれの事務所でもハローワークに求人を出せば次の日から毎日のように電話が鳴っていた。しかし、現在はそのようなことは起こらず、いろいろな求人媒体を活用したり、人材紹介会社を利用したりしないとよいスタッフが採用できなくなっている。女性だけではなく、男性についても20〜30代は同じようにこれからも急速に減っていくのだ。

4. 歯科医院の採用はこの3年でさらに厳しくなる　25

表❶　都道府県別歯科衛生士数（令和4年）（厚生労働省：令和4年衛生行政報告例の概況より引用改変）

全国	145,183		滋賀	1,519
北海道	6,501		京都	2,603
青森	916		大阪	10,699
岩手	1,104		兵庫	6,841
宮城	2,286		奈良	1,675
秋田	1,067		和歌山	1,044
山形	1,221		鳥取	844
福島	1,660		島根	928
茨城	2,603		岡山	2,961
栃木	1,992		広島	4,051
群馬	2,351		山口	1,651
埼玉	4,438		徳島	1,315
千葉	5,931		香川	1,711
東京	15,832		愛媛	1,678
神奈川	9,453		高知	1,014
新潟	2,840		福岡	7,255
富山	1,177		佐賀	1,300
石川	1,154		長崎	2,284
福井	734		熊本	2,677
山梨	1,089		大分	1,620
長野	2,725		宮崎	1,529
岐阜	3,139		鹿児島	2,060
静岡	4,326		沖縄	1,404
愛知	7,794			
三重	2,187			

【単位：人】

　このように、現在すでに「無理ゲー」と化している採用は、今後ますますクリアできないハードモードに突入する。そのため、われわれはそれまでにスタッフの賃金をしっかりと上げ、働く環境を整備して、スタッフがずっとこの職場で働きたいと思ってもらえるような取り組みをし続けなければならないのである。

5

社労士との顧問契約で労務の環境を整備する

　いま働いてくれているスタッフに、長く勤務したいと思ってもらう職場をつくるためには何から取り組むべきなのか。私は、労働環境の整備のためにまず**「社会保険労務士（社労士）」**との顧問契約をおすすめしている。

　通常、ほとんどの歯科医院は税理士との顧問契約はしているが、社労士と顧問契約をしている歯科医院はまだそれほど多くない。また、社労士と顧問契約をしていても、給与計算のアウトソーシングぐらいにしか活用ができていないことが大半である。

　確かに給与計算も非常に重要な仕事であり、この部分をアウトソースすることに問題はない。給与計算をスタッフに任せると、そのスタッフは他のスタッフの給与や院長とその家族の給与も見ることができてしまうため、なかなか任せにくいという性質がある。そのため、院長先生や奥様、もしくは右腕のスタッフなど、時間単価の高い人が行っていることが多い。また、厚生年金や雇用保険など社会保険料率も定期的に改正が入るので、給与計算や社会保険の手続関係のアウトソース先として、社労士と顧問契約をすることに問題はない。

　しかし、社労士と顧問契約をする一番の理由、それは**労務環境を法的に整備する**ことにある。

5. 社労士との顧問契約で労務の環境を整備する　27

採用において大切なこと、それは実は**プラスを積み重ねることではなくマイナスを減らすこと**にある。そして、最も大きなマイナスが労働法などの法的な部分の不備になってくる。これは、たくさんのプラスの部分があっても、マイナスの部分が１つでもあれば採用が非常に難しくなるということである。

　たとえば、まだ多くの歯科医院では、給与計算にタイムカードを使っていることが多い。もちろんタイムカードの使用が悪いことではないのだが、一般企業では多くがパソコンや指紋認証などの勤怠管理システムに移行してきている。タイムカードは集計にも非常に時間がかかるというデメリットがあり非常に非効率である。しかしたとえば、「こういった部分には残業代をつけない」などの「医院独自ルール」が存在するとどうだろう。それが法的に問題なければよいのだが、問題がある場合には勤怠システムを入れることは不可能になる。なぜなら、システムにしてしまえば自動的にすべて法律どおりの仕様になってしまうからだ。

　このような場合には、いくら給与の高い医院であっても採用は極めて困難になり、採用してもすぐに退職になってしまい定着率が上がらないことが多い。また、残業単価の計算についても、経営をしているといろいろなケースがあり、「これは残業になるのか？」などと悩む場面は多いだろう。しかし、これをいちいち院長が確認することはあまりにも非効率だ。これを解消するために、社労士と契約をして、法的に問題なく整備できているかを確認することになる。

　確かに、10年前であればコストを抑えるために社労士と契約しないという選択もあっただろう。われわれが行っている歯科医院の開業サポートでも、開業時にはできるだけコストを抑えるために社労士と契約しないというケースが以前は多かった。しかし現在、労働

法や働き方改革関連法など労務に関する法律は毎年のように変化している。税理士は税務の専門家であるため、労務の細かい部分まで整備していこうと思うならば、やはり社労士のサポートを得ることが一番の近道であると考える。

また、給与計算についても誤った単価計算をしていれば、即トラブルにつながってしまう。このあたりもどんどん複雑化しており、正直、これらの知識を院長や奥様ですべて把握し、対応することはもはや不可能だろう。

とくに、最近は昔と違ってWebやSNSでいろいろな情報を入手できるため、スタッフは労務の法的な扱いをよく知っている。そして、これらのことでスタッフとトラブルになると、院長の時間と労力が根こそぎもっていかれてしまう。

歯科で「予防」が大切なのと同じで、「労務」についてもトラブルが起こってから対応するのでは遅い。しっかりと「予防」するためにも、社労士と契約して法的な部分はどこを指摘されても問題ないように整備しておくべきである。

ちなみに、社労士と顧問契約を結ぶときによく聞く不満として、「社労士が、全然、経営者目線で提案してくれない」というものがある。もちろん経営者に寄り添ってくれない社労士であれば論外だが、基本的に日本の労働法自体が「労働者保護」の観点から作られているため、それを遵守していくと、どうしてもスタッフに有利な部分があるのはある程度仕方ないと思わなければならない。

また、社労士と契約をしているのであれば、スタッフにアピールすべきである。社労士と契約していることは、労務の法的な部分はクリアしていることを意味する。顧問契約している歯科医院はまだそれほど多くないため、その点を採用時にアピールしてよいだろう。

5. 社労士との顧問契約で労務の環境を整備する　29

第**2**章

数字で見る
歯科業界の
人件費率と利益率

1

「売上」ではなく
「人件費」や「利益」を
目標にすべき理由

　前著『年商1億円医院の設計図』では、売上を伸ばして年商1億円の医院を作る方法をお伝えし、そこでは「売上をいかに上げるか」にフォーカスしてきた。医院の規模が大きくなり、スタッフ数が増え、患者さんも増える。一見よいことばかりに見えるが、実はそうではない。これは前著でもお伝えしたのだが、売上が増えるとそれに伴って面倒なことも増えていく。患者さんとのトラブル、スタッフとのトラブル、そしてマネジメントのストレスなどは売上に比例して増加する。つまり、売上が2倍になるということはリスクも2倍になることを意味する。

　もちろん、イケイケどんどんで拡大するのはかっこいい。しかし本来、他人と比較したり自慢したりするために医院経営を行っているのではないはずだ。

　もし他人と比較したいのならば、私は**「納税額」**の大きさを自慢するべきだと考えている。なぜなら**「納税」こそ経営者ができる一番の社会貢献**だと考えているからである。

　経営者は別に無理して多額の寄付なんてしなくてよい。適正な利益を上げて納税をすることこそ最大の社会貢献だと考える。そして、これこそが本来、他人に立派に自慢できる唯一の数字であろう。

　最近は怪しいコンサルタントが「こうやったら税金を払わなくて

済みますよ」的なセミナーが非常に増えている。もちろん、われわれのような中小企業にとって納税は**コスト**という考え方があることも重々理解しているつもりである。そのため、可能な節税は徹底的に行えばよい。そのうえで、利益を出してしっかり納税することが大切なのだと思う。

　そして、この「納税」は単に利益が出たことで発生する税金のことだけをいっているのではない。

　たとえば医療法人の場合、利益が出れば利益に対して**「法人税」**を納税することになる。法人税の金額は法人の利益が増えれば増えることになる。

　通常、納税についてはこの法人の利益に対する「法人税」や、個人の利益に対する**「所得税」**のことが最初に思いつくだろう。しかし、実はこれ以外にも歯科医院で「社会貢献」につながる税金はたくさんある。

　たとえば、自由診療については**「消費税」**を患者さんからお預かりすることになる。そして、まとめて国に納税する。そのため、納税という観点から見れば、保険診療よりも自由診療のほうが社会貢献度は高いといえるのではないだろうか。

　同じように、高額な器材を購入すれば**「償却資産税（固定資産税）」**と呼ばれる税金を支払うことになる。つまり、高額な器材に投資することも大きな社会貢献なのだ。

　そして、人に関する投資でいえば、スタッフに支払う給与からは**「源泉所得税」**を徴収する。そして、まとめて国に納税する。つまり、**人が増えたり、賃上げしたりすることは、「源泉所得税」が増えるという大きな社会貢献になっている**のである。おそらく、法人税や所得税は前年と比較することはあっても、源泉所得税の総額を前年と

1.「売上」ではなく「人件費」や「利益」を目標にすべき理由　　33

比較している先生はいないだろう。

　経営を行っていると、自然と「人件費は低いほうがよい」という意識を刷り込まれていく。また、顧問の税理士やコンサルタントからも基本的にはそのような指導が行われるだろう。しかし、たくさんの雇用を生み出し、働いてくれているスタッフが豊かになるように人件費を増やしていく、私であればそのような院長のもとで仕事がしたい。

　では、どんどん人件費を上げるだけでよいのか。たとえば、人件費が増えて利益が減ってしまえば、スタッフからの「源泉所得税」は増えて社会貢献になるが、利益が減ると法人税や所得税が減り、社会貢献度合いが減るということになる。だからこそ院長は、**人件費を増やしながら利益を増やす方法を考えていかなければならない**のだ。

　私は歯科業界全体がこのような考え方にシフトしていかなければならないと考えている。**納税は最大の社会貢献**と考えることができれば、お金の使い方も自ずと変わってくるはずである。当たり前だがたくさん税金を払っている人はバカではない。たくさん利益を出して、たくさん人を雇って、人件費を増やしている先生は尊いという感覚をもてば、業界全体が変わっていくと信じている。

34　第2章　数字で見る歯科業界の人件費率と利益率

2
「自分が満たされた状態」を数値化する方法

「納税」は最大の社会貢献。

前項で述べたこの考えにすぐに至るのは難しいだろう。なぜなら、人は自分が満たされていない状態で他人のことを考えることなどできないからである。

稲盛和夫氏や松下幸之助氏の書籍を読んで素晴らしいと感動する先生は多いだろう。実は私もその一人である。しかし、なぜあのような崇高な境地に至れたのか、それは自分が完全に満たされた状態にあるからである。これは前著『年商1億円医院の設計図』のあとがきで書いた私の主張でもある。

ただ、「自分を満たす」という観点からみると、人それぞれで目指すべき数字は変わってくる。そして、**その指標となるのはその人の「欲」の大きさ**である。

「欲」というとあまりよくないイメージがあるが実はそうではない。「欲」は人間の原動力である。そして、欲があるからこそ人間は上を目指す。資本主義社会が発展してきたのはそのためである。

理想が高ければ高いほど「欲」の大きさは大きくなる。そのため、たくさんやりたいことがある、欲しいものがたくさんあるという先生は、自ずと目指すべき数字は大きくなる。

また、この欲の大きさは毎年一定ではなく、ライフイベントや年

齢とともに変化していく。

たとえば、

「結婚して家族ができた」

「大きな病気をした」

「借入がなくなった」

「住宅を購入した」

「子どもが歯学部に行くことになった」

などのライフイベントがあれば、欲の大きさは増えたり減ったりする。

そしてこの欲の大きさには個人差があり、別にそれほどやりたいこともないし、欲しいものもほとんどないという先生もいるだろう。しかし、それはそれでよい。売上2倍はリスクも2倍になるからである。

ここで大切なことは**「自分が満たされた状態」**を知ることである。それではどのようにして「自分が満たされた状態」を知ることができるのか。その方法は**「ライフプラン表」**の作成である。

「ライフプラン表」とは、自分がどのように生きていきたいのか、そのために必要なお金はいくらなのかなどを数字で"視える化"した表である。

また、人は生きている間に欲の大きさも変わってくる。その場合には、このライフプラン表を随時修正していく。5ヵ年計画など、医院の未来の数字を作っている先生はいるが、このライフプラン表を作成している先生はほとんどいない。

ちなみに、私はこのライフプラン表を30歳のときに作成し、現在まで毎年更新をしている。

ライフプラン表がないことは、「自分が満たされた状態」がわからないということを意味する。どのタイミングでどれくらいのお金が

必要なのかがわからなければ、そのお金を残すために必要な歯科医院での利益もわからないし、人件費にいくらかけてよいのかもわからなくなる。

納税は最大の社会貢献であるが、まずはそう思える**「マインドセット」**をする必要があり、そのためのツールがライフプラン表である。「自分の人生をどう生きたいのか」を計画するのである。

そして**このライフプラン表の作成は決してアウトソースしてはいけない**。たとえば、ライフプラン表の作成をしてくれる、ファイナンシャルプランナーや保険営業マンなどもいるだろう。しかし、他人に作ってもらったライフプラン表はたいがい使い物にならない。なぜなら、ライフプラン表は作成することがゴールではなく、作成する過程で「自分の満たされた状態」を知り、自分の理想の人生を計画することにあるからだ。

自分の人生計画は他人の手に委ねるのではなく、自分自身で決めるべきだ。そして、別に大層なソフトを使わずとも Excel などで簡単に作成できる。このライフプラン表の具体的な作り方については第5章で詳しく説明する。

このように、まずはライフプラン表を作成して「自分が満たされた状態」を数値化することで、そのために必要な歯科医院での利益を逆算できる。つまり、5ヵ年計画を作るよりも先に、院長自身のライフプラン表を作るべきである。

このように、ゴールから逆算で現在の行動を決めていく方法を**「バックキャスティング法」**と呼ぶ。これのよいところは、ゴールを決めてそこから最短のルートを見つけられることにある。

たとえば、**図1**をご覧いただきたい。小学生のときに遊んだ「あみだくじ」である。

2.「自分が満たされた状態」を数値化する方法　　37

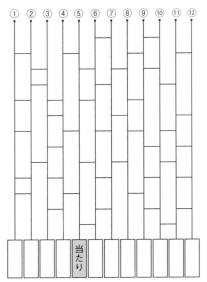

図❶ あみだくじでゴール（当たり）に一番早くたどり着く方法は、ゴール（当たり）から逆算することである

　図のように当たりがわかっているときに、当たりにたどり着くのは何番かを最も短い時間で見つけるにはどうすればよいか。それは、当たり（ゴール）から逆算してスタートを見つけることである。これは人生も同じで、ゴールが決まればその最短のルートがわかるようになる。ぜひライフプラン表を作成することで、逆算でいまいくらの利益を出さないといけないのか、もしくはいくらの利益があれば十分なのかなどを計画してもらいたい。

3

歯科医院の「人件費率」と「利益率」の基準値は？

　これからの歯科医院経営は人件費を上げながら、利益を増やしていかなければならない。そして、これを考えるときに重要な指標が**「人件費率」**と**「利益率」**である。人件費率とは売上に占める人件費の割合を、そして利益率とは売上に占める税引き前利益の割合のことをいう（**図1**）。

　そして、このような数字には**「基準値」**が存在する。「基準値」とは母集団を形成する基準の値のことで、健康診断でもらう血液検査の表がわかりやすい（**図2**）。血液検査の表には「この値はこれぐらいが目安です」という基準値が示されている。同様に、歯科医院の数値にも基準値が存在する。

　それでは、歯科医院の「人件費率」と「利益率」の基準値はどのようになっているだろうか。

　表1は「医療経済実態調査」で公表されている個人経営の歯科医

$$\boxed{人件費率} = \frac{人件費}{売上高} \qquad \boxed{利益率} = \frac{税引き前利益}{売上高}$$

図❶　人件費率と利益率の算出方法

3. 歯科医院の「人件費率」と「利益率」の基準値は？　　39

項目名		結果	単位	基準値
白血球数		5,200	/μL	3,500～9,700
赤血球数		385	10^4/μL	M438～577 F376～516
血色素量		12.7	g/dL	M13.5～18.3 F11.2～15.2
ヘマトクリット		39.2	%	M40.4～51.9 F34.3～45.2
MCV		98	fL	M83～101 F80～101
MCH		32.1	pg	M28.2～34.7 F26.4～34.3
MCHC		31.5	%	M31.8～36.4 F31.3～36.1
血小板数		19.7	10^4/μL	14.0～37.9
網状赤血球数		1.6	%	0.1～2.6
白血球像	Baso	2.1	%	0.0～2.0
	Eosino	6.9	%	0.0～7.0
	Neutro	58.6	%	42.0～74.0
	Stab		%	0.0～19.0
	Seg		%	27.0～72.0
	Lympho	31.2	%	18.0～50.0
	Mono	5.1	%	1.0～8.0

項目名		結果	単位	基準値
総蛋白（TP）		7.2	g/dL	6.5～8.2
A/G比				1.30～2.00
アルブミン（Alb）			g/dL	3.7～5.5
蛋白分画	A/G比	2.38		1.55～2.55
	Alb	69.2	%	60.8～71.8
	$α_1$	2.2	%	1.7～2.9
	$α_2$	6.9	%	5.7～9.5
	β	7.2	%	7.2～11.1
	γ	13.4	%	10.2～20.4
総ビリルビン		0.7	mg/dL	0.3～1.2
直接ビリルビン		0.3	mg/dL	0.4以下
TTT		0.7	U	0.5～6.5
ZTT		2.7	U	2.3～12.0
AST（GOT）		16	U/L	10～40
ALT（GPT）		13	U/L	5～45

図❷　血液検査の基準値の例

院の平均収支を年度推移として引用改変したものである。これを見ると、2022年の個人経営の歯科医院の平均的な売上は約4,740万円、人件費は約1,420万円、利益は約1,230万円となっている。ここから、人件費率は約30.1％、利益率は約26.3％であることがわかる。なお、注釈で「給与費には法定福利費と交通費が含まれている」とあるので、実際の人件費率はこれよりももう少し低い数字になる。歯科業界では医療法人は全体の23％ぐらいしかないので8割近くが個人事業である。そのため、まずはこの基準値を参考にするのがよいだろう。

　次に医療法人の「人件費率」と「利益率」の基準値はどうだろうか。

　表2は「医療経済実態調査」で公表されている医療法人の平均収

表❶ 平均的な個人経営の歯科医院の収支と利益（厚生労働省：医療経済実態調査より引用改変）

単位：千円

	2019	2020	2021	2022	構成比
保険診療収入	38,421	37,681	39,252	39,193	83%
労災等診療収入	1	1	6	4	0%
自由診療収入	6,579	6,193	7,267	6,909	15%
介護収入	1,293	941	217	213	0%
雑収入	922	1,872	1,434	1,084	2%
収入合計	47,216	46,688	48,176	47,403	100%
医薬品費	439	462	761	720	2%
材料費	3,397	3,569	3,868	3,551	7%
委託費	3,821	3,629	3,808	3,796	8%
給与費	13,411	13,389	14,192	14,268	30%
減価償却費	2,980	2,758	2,774	2,737	6%
その他費用	9,139	8,681	9,577	9,951	21%
費用合計	33,187	32,488	34,980	35,023	74%
損益差額	14,029	14,200	13,196	12,380	26%

表❷ 平均的な医療法人の歯科医院の収支と利益（厚生労働省：医療経済実態調査より引用改変）

単位：千円

	2019	2020	2021	2022	構成比
保険診療収入	77,171	76,182	77,668	78,427	70%
労災等診療収入	229	216	1	7	0%
自由診療収入	24,283	24,364	28,353	29,860	27%
介護収入	462	667	559	584	1%
雑収入	2,170	3,567	2,289	2,474	2%
収入合計	104,315	104,996	109,410	111,352	100%
医薬品費	862	919	1,135	1,139	1%
材料費	7,736	7,976	8,817	9,170	8%
委託費	7,954	7,968	6,608	7,107	6%
給与費	53,786	53,732	51,983	53,362	48%
減価償却費	4,581	4,847	4,965	5,033	5%
その他費用	22,474	22,167	25,491	25,917	23%
費用合計	97,393	97,609	98,999	101,728	91%
損益差額	6,922	7,387	10,411	9,624	9%

支を年度推移として引用改変したものである。これを見ると、2022年の歯科の医療法人の平均的な売上は約1億1,100万円、人件費は約5,330万円、利益は約960万円となっている。そしてここから、人件費率は約47.9％、利益率は約8.6％であることがわかる。なお、こちらも個人同様、注釈で「給与費には法定福利費と交通費が含まれている」とあるので、実際の人件費率はこれよりももう少し低い数字になる。

　この個人経営の歯科医院と医療法人を比較するといくつかのことがわかると思う。

　まず、個人経営の歯科医院に比べて医療法人は人件費率が非常に高く、そして、利益率が非常に低いことである。また、個人経営の歯科医院に比べると医療法人は自費率がかなり高くなっていることもわかる。

　それではなぜ医療法人は個人経営の歯科医院に比べてこれほど人件費率が高く、利益率が低くなるのか。

　それは、**院長（理事長）の報酬が「役員報酬」として給与に入っている**からである。つまり、個人経営の時代には院長の生活費を税引き後の利益から捻出しなければならなかったのが、医療法人になると院長の生活費は「役員報酬」として給与になるため、税引き前の利益は大きく圧縮されることになる。

　また、前著『年商1億円医院の設計図』でも述べたように、医療法人の場合には利益が出るとそれを役員報酬として個人に振ってしまうため、利益率だけで比較するのは非常にナンセンスなことになる。

　さらに、いわゆる「節税保険」として経費に入っているようなものなども利益の一部と考えることもできる。さらにやっかいなのが「MS法人」「プライベートカンパニー」などと呼ばれる別会社をもっている場合である。このような別法人を作り、そこへの支払いがあ

ると、どこでどれだけの利益が出ているのか、人件費率がいくらなのかなど、わけがわからなくなってしまう。

同じように、個人経営の時代は非常に数字がシンプルだったのが、医療法人化するとよくわからなくなったということもクライアントからの相談としては非常に多い。そのため、医療法人化をすると、実態に合わせた数字の把握が必須になってくる。

ちなみに、前著『年商1億円医院の設計図』では年商1億円規模の医院の人件費率（役員報酬を除く）を調べたが、執筆当時で約24％だった。書籍が発売されたのが2019年なので、現在はどうなっているか調べた。すると、年商1億円規模の医院の人件費率は約23％と当時の人件費率よりも下がっていた（2024年申告で年商1億円〜1億1,000万円のクライアントの平均値から算出）。人件費はここ数年で上がってきているため、おそらく当時より上がっているだろうと思っていたが、意外と年商1億円医院の人件費率は5年前よりも若干下がっている傾向があった。

次に、売上規模別でみると歯科医院の人件費率や利益率はどのように変化するのか。

図3、4は売上と人件費率、利益率の相関グラフである。なお、医療法人については個人経営とベースを揃えるために、役員報酬は人件費からは外して利益に加算している。これを見ると、人件費率は売上が上がるにつれて上昇する傾向にある。これはおそらく多くの先生が同じ感覚をおもちではないだろうか。規模の拡大によってドクターや歯科衛生士などを増やさなければならず、一般的に人件費率は上がっていく傾向になる。

また、利益率は売上が増えるとあきらかに下がっているのがわかる。しかし、ここで注意しないといけないのは**「率」**と**「ボリューム」**

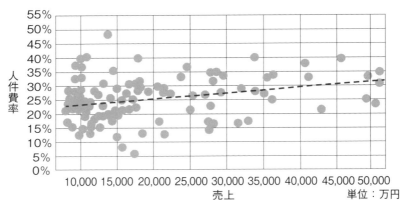

図❸　年商1億円を達成している歯科医院の売上高と人件費率の相関グラフ
（弊社顧客データベースより）

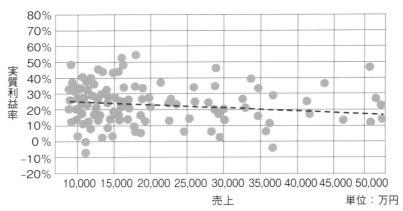

図❹　売上高と利益率の相関グラフ（弊社顧客データベースより）

である。

　いくら利益率が下がっても、利益額、つまりボリュームが増えているのであれば、医院に残るお金は大きくなる。そう考えると、利益率は落ちるが、利益額でみるとやはり売上が大きいほうが利益は残る傾向にあることがわかるだろう。

4

自費率が高い医院の利益率は本当に高いのか？

　次に**「利益率」**と**「自費率」**の相関を考える。

　よく**「自費率が高い歯科医院は利益率が高い」**といわれるが、本当にそうなのだろうか。**図1**にグラフを示す。すると、自費率が高い歯科医院は必ずしも利益率が高いともいえないということがわかる。

　通常、自費率が高い医院というのは高額な材料を使う治療のボリュームが多いことが予想される。そうなると、材料代や技工料は保険メインの歯科医院よりも高くなることが多い。

　また、自費治療中心の歯科医院は集患のための広告投資にお金をかける割合が保険治療中心の歯科医院よりも多いことや、海外での学会や知識・技術研鑽のための高額な研修費などが多いことも、利益率が低くなる原因の1つと考えられる。

　ただ、人件費率に限っていえば、自費率の高い医院は人件費率が低く出る傾向にある（**図2**）。しかし、これは当たり前のことであろう。おそらく自費率の高い医院は、院長がほとんどの自費売上を上げていることが多いだろう。そうなると、院長一人でほとんどの売上を稼ぎ出しているわけだから、スタッフの人数、つまり人件費は低くても経営が成り立つのである。

　しかし、これは院長が現場で最も売上を上げるという、歯科にお

4. 自費率が高い医院の利益率は本当に高いのか？　45

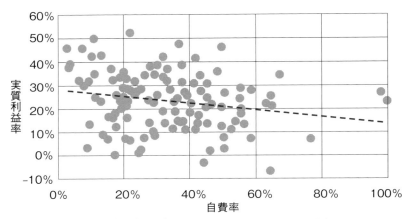

図❶　自費率と利益率の相関グラフ（弊社顧客データベースより）

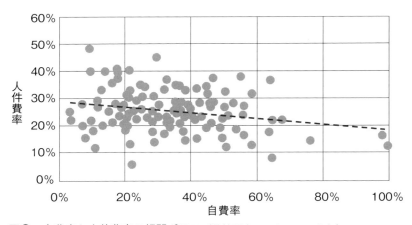

図❷　自費率と人件費率の相関グラフ（弊社顧客データベースより）

けるビジネスモデルの構造上の話なので、もしも院長がまったく診療に出ておらず、自費率の高い医院を目指そうとすると、その治療ができる高額な給与のドクターの人件費が必要になり、人件費率は低くならないことが予想される。

　ちなみに、**「自費率」**とは歯科業界では**総売上に占める自費の金額の割合**を指す。私はこの業界に初めて入ったとき、自費率50％というのは「患者さんの半分が自費をする医院」だと思っていた。しかしそうではないのだ。

　たとえば、保険治療の患者さんの平均単価が5,000円として、月に1,000人の患者さんが来たとする。すると、保険売上は5,000円×1,000人＝500万円となる。そして、これ以外に月にインプラント治療を受ける患者さんが10人来たとする。仮にインプラントが50万円だとすれば、月の自費売上は500万円になる。そして、この医院の自費率は50％になる。

　確かに総売上に占める自費売上は50％である。しかし、患者数で見ると、自費治療の患者さんの割合は10/1010で約１％となる。逆にいうと１％の患者さんで売上の50％を占めているということになる。

　自費治療については保険診療と違い「消費税」が発生するぶん、納税という観点では保険診療よりも社会への貢献は大きいかもしれない。しかし、経営という観点からみると、１％という少数の患者さんで売上の50％を支えているかたちになるためリスクが大きくなる。一般の事業でも「１社に売上を依存してはいけない」という定説がある。売上は数社に分散させないとその１社に何かあったときにはダメージが大きくなるからだ。

　また、**自由診療については自分たちで自由に「値付け」ができる。**近年の物価高騰や人件費高騰を補うために自由診療の価格改定をさ

れた先生も多いだろう。しかし、保険診療は人件費が上がってきているからといって自由に値上げできない。

今回、2024年の診療報酬改定で「ベースアップ評価料」というものができたが、これはおそらく、保険診療の点数は自分たちで自由に変えられない、つまり単価は変えられないのに人件費だけが上がってしまっていることを救済するためにできたものであると考えられる。また、「ベースアップ評価料（Ⅱ）」は自費率が20％を超える歯科医院で算定できない理由も、おそらく「それだけ自費売上があるなら、自助努力でなんとかしたまえ」ということなのだと考える。

現在、個人経営の歯科医院の平均的な自費率は約10％、つまりほとんどの売上は保険収入であるからコストアップは単純に利益を圧縮してしまう。ただ、経営者としては国からのこのような施策を待つのではなく、置かれた環境下でいまできることを考えていかなければならないのである。

それでは、「ベースアップ評価料」などの点数アップ以外に、どのようにして人件費を上げながら利益を上げていくのかについて次章で詳しく述べたい。

5

隣の医院の数字を
こっそり覗き見する方法

　「基準値」は経営を行っていくうえでの大きな拠りどころとなる。

　たとえば、人件費率などは他の歯科医院の数字を見たくても通常は手に入らない。しかし、「基準値」をもって経営するのとそうでないのでは、経営者としての決断に大きな差が出てくる。目指すべき目標値を決めたり、人件費を決めたり、投資の戦略を立てたり、いろいろな場面で他の医院の数字や基準値が参考になるはずである。

　われわれの場合は、ほぼすべてのクライアントが歯科医院であるためこのようなデータベースがあるが、そうではない場合にはこのような数字を入手することができない。それではそういった情報をもっていない場合、どのような数字を参考にすればよいのだろうか？

　1つ目は厚生労働省の**「医療経済実態調査」**の数字を参考にする方法がある。

　「医療経済実態調査」は医療機関の医業経営などの実態をあきらかにし、社会保険診療報酬に関する基礎資料を整備することを目的とされており、給与や損益などの数字が調査、公開されている。調査は2年に1回、直近の2年ぶんをまとめて調査することになっており、集計されたデータは厚労省のホームページで公表されている。

　2つ目は「TKC」の「BAST」と呼ばれるものを参考にすることである。

5. 隣の医院の数字をこっそり覗き見する方法　49

われわれの事務所では加入していないが、税理士事務所のなかには「TKC全国会」という税理士団体に加入している事務所がある。そして、そのTKCは「BAST（Business Analyses & Statistics by TKC）」というデータベースをもっている。これは、中小企業の業種別の貸借対照表・損益計算書のデータで、もちろん歯科医院も含まれる。それを1つの基準値として参考にできると思われる。

　しかし、これらのデータはいずれも全国の歯科医院を対象としており、また経営がうまくいっている医院もそうでない医院もすべてのデータが混ざってしまっているため、本当に必要な数字として活用することはけっこう難しい。本来先生が知りたいのは「隣の歯科医院の数字」であろう。なぜなら、人件費などは全国の歯科医院ではなく、近隣の数字を知らないと求人などの参考にならないからである。もちろん、大手求人サイトなどで近隣の歯科医院の求人情報を見れば、募集条件などは参考にできると思うが、それ以外に方法はないのだろうか。

　実は、隣の歯科医院の経営数字を簡単に知る方法が存在する。

　それが、「各都道府県のデータベース」である。

　医療法人の場合、毎年決算終了後に医院の数字を行政に提出している。そしてこの情報は実は誰でも閲覧が可能なのだ。たとえば、大阪府下にある医療法人の数字は、大阪府庁にある「大阪府府政情報センター」で閲覧が可能、予約は不要で誰でも自由に閲覧できる。さらに、大阪府のホームページでも閲覧できるため、いちいち出向かなくてもパソコンで閲覧が可能となっている（**図1**）。このように、それぞれの医療法人は所在している都道府県で数字を覗き見できるようになっているのだが、なぜかあまり知られていない。したがって、帝国データバンクや東京商工リサーチなど大手のリサーチ会社から

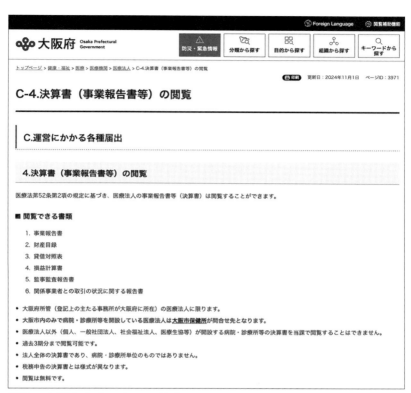

図❶　大阪府のホームページ（https://www.pref.osaka.lg.jp/iryo/hojin/kessan_etsuran.html より引用）

　わざわざデータを購入しなくても医療法人のデータは閲覧が可能であるので、ぜひ活用してほしい。
　それでは近隣の個人経営の歯科医院の損益などを見る手段はないのだろうか。残念ながら、個人経営の歯科医院のこのようなデータは公開されていない。それでは、なぜ医療法人だけ数字が誰でも閲覧できるようになっているのか。

> **医療法人は、病院・診療所の経営情報の報告が義務化されます！**
>
> 医療法人は、
>
> <u>これまでの事業報告書等とは別に、</u>
>
> 令和５年８月以降に決算期を迎える法人から
>
> 毎年、会計年度終了後、原則、３ヶ月以内（※1）に都道府県へ
>
> <u>病院・診療所ごと（※2）の経営情報を報告することになります。</u>
>
> （※1）医療法第51条第2項に該当する大規模な医療法人は4ヶ月以内
> （※2）介護施設・事業所も令和6年4月以降、医療法人と同様に報告を義務付け予定
>
> **報告方法は、医療機関等情報支援システム（G－MIS）で報告できます。**
> その他、都道府県の担当者への郵送でも報告できます。
> これまでの事業報告書等もG－MISで届出できます。
>
> **経営情報は、国の管理下でデータベース化し、医療政策等に活用します。**
> その他、分析結果は、国民への医療政策の理解のため情報提供を行います。
> ただし、報告いただいた個別の医療機関の情報は公表いたしません。

図❷　厚生労働省のホームページより引用

　医療法人の決算書等の閲覧は2007年の医療法改正から始まっている。医療法人自体は公的なものであり、公益性・公共性の観点から経営状態を誰でも閲覧ができるようにすることで透明性を高める目的で行われているからだ。そのため、医療法人は決算終了後に「決算届」という書類を提出することで、毎年、行政への数値の報告を義務づけられている。

　さらに、令和５年８月以降に決算期を迎える医療法人からは、毎年の「決算届」に加えて**「経営情報の報告」**の提出が義務づけられている。こちらは決算届よりもより詳細な数字を報告しなければならず、人件費の内訳なども報告する必要がある。ただ、こちらの「経営情報の報告」は個別には公表はされないことになっている。今後、ビッグデータとして集計され、歯科医院経営に役立つ基準値として活用されることが期待される（**図２**）。

第**3**章

給与や利益を計画する
ための「ストラック図」
の作り方

1 歯科医院のお金を戦略的に考えるためのストラック図とは？

　歯科医院のお金の流れを理解したい、歯科医院でどこにどれくらいのお金を使うかを戦略的に考えたい、そう考えている先生におすすめのツールがある。それは**「ストラック図」**または**「MQ会計」**と呼ばれるものである。

　「ストラック図」、「MQ会計」は（株）西研究所の西 順一郎氏が開発した管理会計の手法であり、これを使うと歯科医院のお金の流れを視覚的に理解できる（注：「MQ会計」は（株）西研究所の登録商標）。図1に示すように、MQ会計とはブロックの図でお金の流れを表し

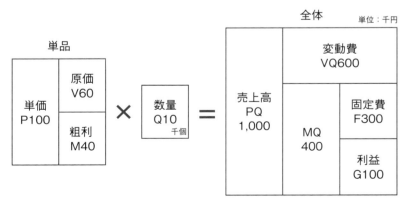

図❶　MQ会計。ブロックの図でお金の流れを示している

たものである。

　たとえば、1個100円のメロンパンを売っているパン屋がある。この100円を会計上は**「単価（P：Price）」**と呼ぶ。なお、パン屋の商品はこのメロンパンだけと仮定する。

　そして、このメロンパンを作る原価が60円であれば、パン1つあたりの利益は40円（100円−60円）となる。会計上、この原価のことを**「変動費（V：Variable cost）」**、そして売上からこの変動費を引いた利益のことを**「粗利（M：Margin）」**と呼ぶ（図1の左のブロック）。

　次に、このパンが1ヵ月で1万個売れた場合のお金の流れをみてみよう。

　売れた個数を**「数量（Q：Quantity）」**とすると、1ヵ月のお金の流れは図1の右のブロックのようになる。

　まず、売上高は100円（P）×1万個（Q）＝100万円。これが1ヵ月でお客さんから入ってくる売上となる。

　そして、このパン1万個の変動費は、60円（V）×1万個（Q）＝60万円となる。そして、この場合の粗利は40円（M）×1万個（Q）＝40万円となる。この**粗利（MQ）は、売上高100万円（PQ）−変動費60万円（VQ）＝40万円（MQ）**として計算しても同じになる。

　では、その40万円がそのまま手元に残るかというとそうではない。事業をしていると、変動費以外にもいろいろ毎月固定で発生する経費がたくさんある。この固定で発生する経費のことを会計では**「固定費（F：Fixed cost）」**と呼ぶ。仮に、このパン屋の固定費が1ヵ月30万円（F）とすると、このパン屋の1ヵ月の**「利益（G：Gain）」**は、**粗利40万円（MQ）−固定費30万円（F）＝10万円（G）**となる。

1. 歯科医院のお金を戦略的に考えるためのストラック図とは？　　55

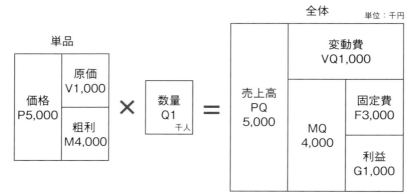

図❷　MQ会計を歯科医院にあてはめた場合

　それでは、実際にこれをパン屋ではなく歯科医院で考えてみよう（**図2**）。

　たとえば、保険治療中心の歯科医院で、「単価（P：Price）」は何を指すのだろうか。これは患者さんの1回あたりの「単価」を指す。仮に、患者さんの単価が500点だったとすると、「単価（P：Price）」は500点×10円＝5,000円となる。次に「変動費（V：Variable cost）」を考えてみる。**歯科医院の場合、おもな変動費は「材料代」と「技工料」になる**。たとえば、この患者さん1人にかかる材料代と技工料が1,000円だったとすると、「変動費（V：Variable cost）」は1,000円となる。

　この場合、患者さん1人あたりの「粗利（M：Margin）」は4,000円（5,000円－1,000円）となる（図2の左のブロック）。

　次に、この歯科医院の1ヵ月の患者数が1,000人だったとすると、「数量（Q：Quantity）」は1,000人となり、1ヵ月のお金の流れは図2の右のブロックのようになる。

なお、この「数量（Q：Quantity）」は「レセプト枚数」のことではない。ご存じのとおり、同じ患者さんが月に2回来院してもレセプト枚数は1枚になる。そのため、ここでいう「数量（Q：Quantity）」はいわゆる「延べ患者数」のことになる。

　延べ患者数「数量（Q：Quantity）」が1ヵ月で1,000人だった場合、売上高は、5,000円（P）×1,000人（Q）＝500万円（PQ）。これが1ヵ月でお客さん（患者さんと社保・国保）からもらえる売上になる。

　そして、患者さんが1,000人来院したときの変動費は、1,000円（V）×1,000人（Q）＝100万円（VQ）となる。そして、この場合の粗利は、4,000円（M）×1,000人（Q）＝400万円（MQ）となる。この粗利（MQ）はもちろん、売上高500万円（PQ）－変動費100万円（VQ）＝400万円（MQ）として計算しても同じになる。

　では、その400万円が手元に残るかというとそうではない。歯科医院の場合、人件費や家賃、リース料などさまざまな固定費が毎月発生する。仮に、この歯科医院の「固定費（F：Fixed cost）」が1ヵ月300万円（F）とすると、この歯科医院の1ヵ月の「利益（G：Gain）」は、粗利400万円（MQ）－固定費300万円（F）＝100万円（G）となる。

2

歯科医院の利益を
増やす方法はこの４つだけ

　歯科医院では試算表や複雑な数字が読めなくても、前項のストラック図さえ作ることができればお金の流れを簡単に把握できる。そして、歯科医院でのストラック図の作り方などについては、和仁達也氏の著書『ドクターをお金の悩みから解放するキャッシュフロー経営って？』（デンタルダイヤモンド社）に詳しく解説されているので、こちらも併せて読んでいただくと理解が深まると思う（**図1**）。

　また、拙著『利益を出す経営の極意』（クインテッセンス出版）でも解説しているが、すでに10年以上前の書籍となるため、再度順を追って説明していきたいと思う。

図❶　歯科医院におけるストラック図（お金のブロックパズル®）（「西 順一郎（編著）：戦略会計 STRAC 2. ソーテック社，東京，1994.」、「和仁達也：超★ドンブリ経営のすすめ．ダイヤモンド社，東京，2013.」をもとに作成。なお、「お金のブロックパズル®」は一般社団法人日本キャッシュフローコーチ協会の登録商標です）

2. 歯科医院の利益を増やす方法はこの4つだけ　　59

Step 1 売上高

　まず、正方形の大きなブロックを書く。これが売上高となる。歯科医院の場合、保険売上や自費売上、そして歯ブラシなどの物品売上などが、患者さんと社保・国保から入ってくる。

　この売上が年間で5,000万円だったとすると、このブロックに「5,000万円」と金額を記入する。

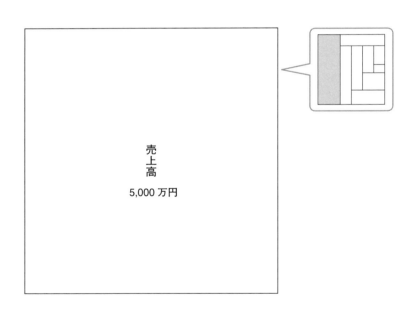

Step 2　売上高−変動費＝粗利

　次に、その売上から**「変動費」**が出ていく。「変動費」とは売上が上がればそれに伴って上がるコストであり、毎月変動するため「変動費」と呼ばれる。

　前述したように、歯科医院の場合、材料代と技工料がおもな変動費となる。そして、売上高から変動費を差し引いた利益のことを**「粗利」**という。たとえば、年間の変動費が1,000万円だった場合、粗利は4,000万円（5,000万円−1,000万円）となる。

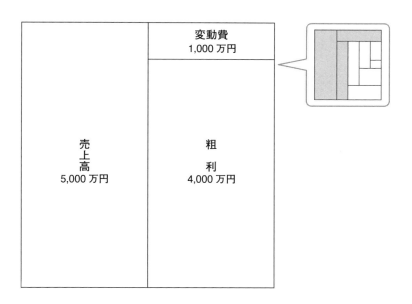

Step 3　粗利 − 固定費 ＝ 利益

　そして次に、粗利から**「固定費」**が出ていく。固定費とは、売上にかかわらず毎月固定で発生するコストであり、人件費やテナント家賃、リース料など、変動費以外のコストはすべて「固定費」となる。

　そして、粗利から固定費を差し引いたものが**「利益」**となる。たとえば、年間の固定費が3,000万円だった場合、利益は1,000万円（4,000万円 − 3,000万円）となる。

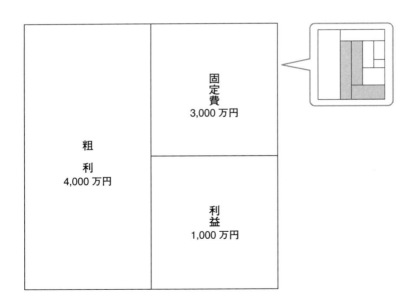

Step 4　固定費＝人件費＋その他固定費

　Step 3の「固定費」を**「人件費」**とそれ以外の**「その他固定費」**に分解する。

　固定費をこの２つに分ける理由は、歯科医院経営において人件費が固定費のなかで最も重要な指標であるからである。たとえば、固定費3,000万円のうち、「人件費」が1,500万円だった場合、「その他固定費」は1,500万円（3,000万円－1,500万円）となる。

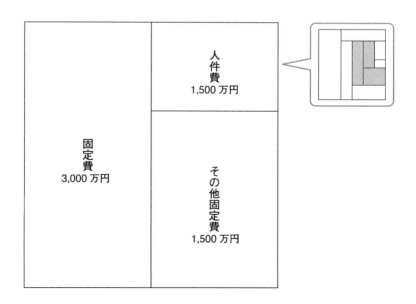

2. 歯科医院の利益を増やす方法はこの４つだけ　　63

Step 5 人件費＝スタッフ分＋個人分

　さらに、Step 4の「人件費」を**「スタッフ分」**と**「個人分」**に分ける。「スタッフ分」とはスタッフの給与や賞与のことであり、「個人分」とは個人経営の歯科医院であれば奥様の「専従者給与」などが該当し、医療法人であれば院長や奥様など家族の「役員報酬」が該当する。人件費をこの2つに分ける理由は、個人分は単なる「所得の分散」という意味合いが強く、実際は利益と同じような性質をもつからである。

　そのため、スタッフの人件費が高いか低いかを判断するときに、この「個人分」の人件費が混じっていると判断が難しくなる。たとえば、人件費1,500万円のうち、「個人分」に専従者給与が500万円入っていたとすれば、「スタッフ分」の人件費は1,000万円（1,500万円－500万円）となる。

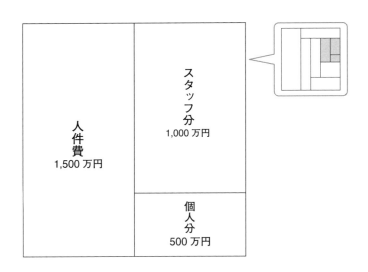

このように、ストラック図を作り数字を入れていくことで、歯科医院の重要なお金の流れや大きさをイメージできるようになる。

　それでは、次に歯科医院の利益を増やす方法をこのストラック図を使って考えてみよう。

　歯科医院の利益を増やす方法は、実は以下の4つだけである（**図2**）。

①その他固定費を減らす

②人件費を減らす

③変動費を減らす

④売上を増やす

　この4つ以外に方法は存在しない。たとえば、使っていないサービスの見直しで経費を削減することは「①その他固定費を減らす」に該当するし、在庫を見直して材料代を減らすことは「③変動費を減らす」に該当する。

　このように、お金の流れを理解するだけではなく、どうやって利益を増やしていくのか、どこの数字を変えるとどこの数字が改善されるのかなどを考えるツールとしても、このストラック図は非常に役に立つので、ぜひしっかりと仕組みや作り方を理解してほしい。

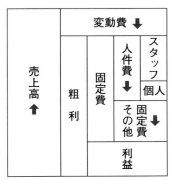

図❷　歯科医院の利益を増やす方法は4つだけである

2. 歯科医院の利益を増やす方法はこの4つだけ　　65

3 【実践】決算書の数字から「ストラック図」を作ってみる

それでは、実際に「決算書」の数字を使ってストラック図を作ってみたい（**図1**）。

歯科医院の場合、約8割が個人診療所のため、今回は個人経営の歯科医院の青色申告決算書（**図2**）の数字からストラック図を作る方法をお伝えする。

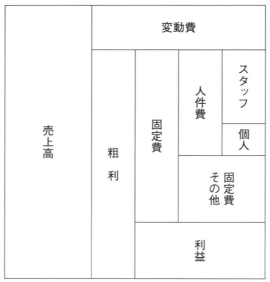

図❶　ストラック図の完成イメージ

図❷ 個人経営の歯科医院の青色申告決算書の例

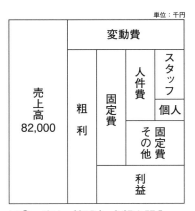

図❸ 売上（収入）金額を記入

1. まず、正方形の大きなブロックを書く。これがストラック図の売上高となる。青色申告決算書の数字の①「売上（収入）金額（雑収入を含む）」の欄に記載されている数字が「売上高」になるので、そこに記載されている数字を売上高に記入する（図3）。

3.【実践】決算書の数字から「ストラック図」を作ってみる　67

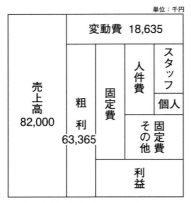
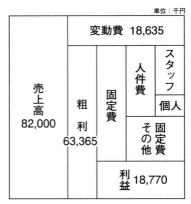

図❹ 売上から「変動費」を引く　　図❺ 「利益」の金額を入れる

2. 次に、その売上から「変動費」が出ていく。歯科医院の場合、材料代と技工料がおもな変動費となる。それでは、青色申告決算書ではどこに材料代と技工代が入っているのか。材料代は、⑥「売上原価」に、技工料は⑥「売上原価」に入っていることもあるし、㉑「外注工賃」に入っていることもある（図4では技工料は⑥に入っているものとする）。

どちらに入っているのかわからなければ、顧問の税理士さんに確認するとよいだろう。この材料代と技工料を合計した数字を「変動費」に記入する。そして、売上高から変動費を引いた数字を「粗利」に記入する（図4）。

3. そして次に「利益」の金額を入れる。利益の金額は青色申告決算書の㊸「青色申告特別控除前の所得金額」の欄に記載されているので、そこに記載されている数字を「利益」に入れる（図5）。

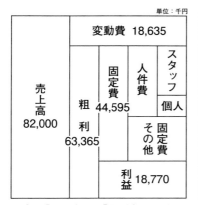
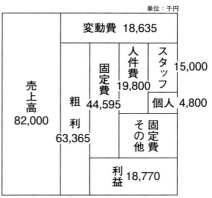

図❻ 「粗利」-「利益」の金額を「固定費」に入れる

図❼ 「スタッフ分」と「個人分」を合わせた金額を「人件費」に入れる

4．「粗利」と「利益」の金額がわかれば「固定費」の金額が計算できる。なぜなら、「粗利」-「固定費」=「利益」になるので、つまり「固定費」=「粗利」-「利益」の金額になるからである。したがって、「粗利」-「利益」の金額を「固定費」に入れる（**図❻**）。

5．「人件費」に金額を入れる。この場合、人件費は「スタッフ分」と「個人分」の２つに分ける必要がある。まず「スタッフ分」には青色申告決算書の⑳「給料賃金」の金額を入れる。そして、「個人分」には㊳「専従者給与」の金額を入れる。そして、「スタッフ分」と「個人分」を合わせた金額を「人件費」に入れる（**図❼**）。

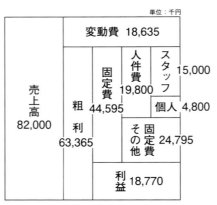

図❽　その他固定費を算出する

6．「固定費」と「人件費」がわかれば「その他固定費」が計算できる。
　　固定費は、人件費とその他の固定費を合わせたものになるので、「その他固定費」は「固定費」－「人件費」で計算できる（図8）。

　以上のように、ストラック図を作る場合には、売上から順番に入れて利益を計算するのではなく、わかる数字をどんどん入れていくと残りの数字がわかるというカラクリになっている。そのため、青色申告決算書から作成しようと思えば、前述の順番で作成するのが最も手っ取り早い。
　このストラック図が作れれば「人件費率」や「変動費率」、「利益率」なども簡単に計算できる。たとえば、人件費率は売上に占める人件費の割合なので、人件費÷売上高で計算でき、同じように、変動費率は売上に占める変動費の割合のことなので、変動費÷売上高で簡単に計算できる。なお、歯科医院におけるこれらの基準値については、拙著『年商1億円医院の設計図』を参考にしてほしい。

4

売上が10％減ると、
利益は何％減るのか？

　前述のストラック図が作れれば、あらゆるパターンにおける数字
のシミュレーションができる。たとえば、前々項で作成したストラッ
ク図の数字で考えてみよう。

　この医院の年間の売上高は5,000万円なので、売上が10％下がれば、
500万円マイナス、つまり4,500万円（5,000万円×90％）になる。

　次に、変動費を考えてみよう。変動費は売上が上がると上がり、
下がるとそれに伴って下がる経費である。そのため、変動費率が
20％だった場合、売上が4,500万円になると、4,500万円×20％＝900万
円となる。売上が下がると変動費も下がるので、この場合は「変動
費率」を「売上高」にかけることで計算できる。

　そうなると、「売上高」から「変動費」をマイナスした「粗利」は、
4,500万円－900万円＝3,600万円となる。

　そして、今度はそこから「固定費」をマイナスする。「固定費」は「売
上高」が下がっても変わらず、固定で出ていく経費なので同じ金額
になるため3,000万円となる。

　最後に「粗利」から「変動費」を引いたものが「利益」になるので、
「利益」は3,600万円－3,000万円＝600万円となる。

　売上高が5,000万円であれば利益は1,000万円。そして売上が10％下
がると、利益は600万円になるので、この場合、利益はなんと40％も

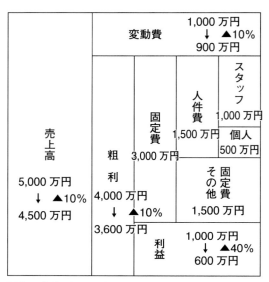

図❶　売上が10％減ると利益は40％減る

ダウンすることになる。

　つまり、売上が10％下がると利益は10％下がるのではない。このサンプルの歯科医院の場合でいえば、売上高が10％下がることで40％も利益が減ることになる（**図1**）。

　今度は逆に、売上高が10％上がったとすると利益はどれだけ変わるのか？

　この医院の年間の売上高は5,000万円なので、売上が10％上がれば、500万円プラス、つまり5,500万円（5,000万円×110％）になる。

　次に、変動費を考えてみよう。変動費は、売上が上がると上がる経費である。そのため、変動費率が20％だった場合、売上高が5,500万円になると、5,500万円×20％＝1,100万円となる。

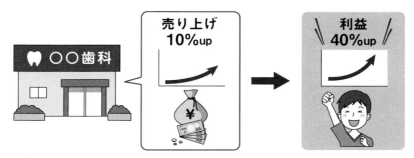

図❷　歯科医院の場合、売上が変われば大きく利益に反映する

　そうなると、売上高から変動費をマイナスした粗利は、5,500万円 − 1,100万円＝4,400万円となる。

　そして、そこから固定費をマイナスする。固定費は売上が下がっても変わらず固定で出ていく経費なので同じ金額であるため3,000万円となる。そして、粗利から変動費を引いたものが利益になるので、利益は4,400万円 − 3,000万円＝1,400万円となる。

　売上高が5,000万円であれば利益は1,000万円、そして、売上が10％上がると利益は1,400万円になるので、この場合、利益はなんと1.4倍、40％もアップすることになる（**図2**）。

　このように、歯科医院の場合には売上が変われば大きく利益が変わってくる。この大きな理由は**「粗利率」の高さ**にある。

　通常、歯科医院の場合、粗利率は約80％以上と非常に高い。これが逆に、粗利率の低い業種だとどうなるのか。たとえば、コンビニの粗利率は平均すると約30％といわれている。たとえば、同じ規模の5,000万円のコンビニで、**図3**のストラック図のような数字だったとする。

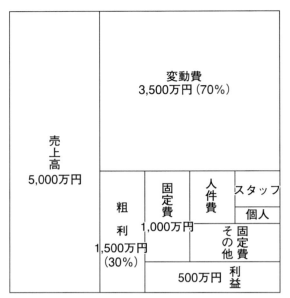

図❸　売上5,000万円のコンビニにおけるストラック図

　そして、このコンビニの売上が10％上がったとしよう。そうすると、売上は5,500万円、変動費は5,500万円×70％＝3,850万円、粗利は5,500万円×30％＝1,650万円となる。そして、固定費は同じ1,000万円であれば、利益は1,650万円－1,000万円＝650万円となる。

　この5,000万円のコンビニの売上が10％増えた場合、利益は500万円から650万円になるので、650÷500＝130％。つまり、利益は1.3倍、30％のプラスとなる。

　このように、歯科医院の場合は粗利率が高いため、売上が利益に与える影響がものすごく大きい。そのため、利益を上げる方法は4つあるが、利益に最も大きなインパクトを与えるのは「④売上を増やす」であることをぜひ覚えておいていただきたい。

5

人件費と利益を増やすための 売上目標の計算方法は？

1．ストラック図で人件費を増やした場合の売上目標を計画する

　今度はストラック図を使って、人件費を増やした場合の売上目標を計画してみよう。

　前項と同じ歯科医院が、人件費を10％増やしたとする。その場合、人件費を増やしても利益を落とさないようにするためには、いくらの売上が必要になるのか。

　まず、利益は同じなので、利益に1,000万円を入れる。そして、人件費以外の「その他固定費」も同じであれば、「その他固定費」に1,500万円を入れる。

　そして次に人件費を10％アップさせる。アップさせる給与は「人件費」のうちの「スタッフ」分であるため、1,000万円×110％＝1,100万円となる。個人分の人件費は同じ500万円とすれば、合わせた人件費は1,100万円＋500万円＝1,600万円となる。

　次に、固定費を計算する。「人件費」と「その他固定費」がわかれば、それを合わせたものが固定費となるので、固定費は1,600万円＋1,500万円＝3,100万円となる。

　そして次に粗利を計算する。粗利は固定費と利益を合わせた金額になるので、3,100万円＋1,000万円＝4,100万円となる。

　そして、粗利が計算できれば次に売上を求める。**粗利から売上を**

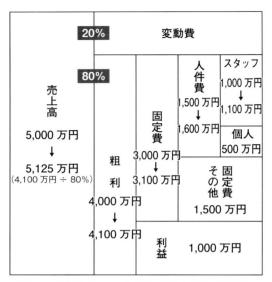

図❶　人件費を増やした場合の売上目標の計画

計算するには「粗利率」を使う。「粗利率」とは売上に占める粗利の割合のことを指す。また、変動費と粗利を合わせたものが売上になるため、100％から変動費率をマイナスしたものが粗利率となる。

この歯科医院の場合、変動費率が20％であるため、粗利率は100％−20％＝80％となる。そして、粗利率がわかれば、粗利を粗利率で割れば売上が計算できる。

粗利が4,100万円、粗利率が80％であれば、売上は4,100万円÷80％＝5,125万円となり、5,000万円の売上に125万円をプラスした売上を上げないといけないということがわかる（**図1**）。

ここで大切なことは、人件費が増えれば単純に人件費だけの売上を上げればよいのではないということだ。なぜなら、売上を100万円上げても粗利率が80％であれば粗利は80万円しか残らないため、100万円の固定費の増加を売上のプラスでまかなうことができないからである。

同じように、利益も10％、人件費も10％プラスするためにはいくら売上を上げればよいのかなども、このストラック図を使えば簡単に計算が可能となる。利益を10％プラスするのだから利益1,000万円

×110％＝1,100万円になる。そして、スタッフの人件費10％プラスで1,100万円、個人分の人件費が500万円であれば、人件費は合わせて1,600万円。そして、その他固定費が1,500万円であれば、固定費の合計は1,600万円＋1,500万円＝3,100万円になる。

　そして、次に粗利を計算する。粗利は固定費と利益を合わせた金額になるので、3,100万円＋1,100万円＝4,200万円。そして、粗利が4,200万円で粗利率が80％であれば、売上は4,200万円÷80％＝5,250万円と計算ができる。

２．ストラック図を用いて人員増加の計画を立てる

　人員増加の計画もこのストラック図を使えば可能となる。たとえば、年収400万円の歯科衛生士を１名雇用して、利益を20％プラスの1,200万円にするには、売上はいくらにしないといけないのか。こういった数字もストラック図を使うと計算できる。

　スタッフの人件費が1,000万円から1,400万円になるので、個人分の人件費が500万円であれば、人件費の合計は1,900万円となる。そして、その他固定費が1,500万円だった場合、固定費の合計は3,400万円となる。そして、利益が1,200万円であれば、粗利は4,600万円となる。粗利率が80％であれば、5,750万円。つまり、年収400万円の歯科衛生士を採用して、利益を20％増やそうとすると、売上を750万円増やさないといけないことがわかる（**図２**）。

　したがって、年間で750万円の売上アップが必要なので、１ヵ月あたりに換算すると62.5万円。１ヵ月の平均日数が20日だとすると、１日31,250円の売上アップが必要になる。ここまでブレイクダウンすれば、この投資を行うべきかどうかも判断しやすくなるだろう。

　また、一般的に歯科衛生士は人件費の３倍、歯科医師は人件費の５倍の売上を上げる必要があるという目安があるが、ストラック図

5. 人件費と利益を増やすための売上目標の計算方法は？　　77

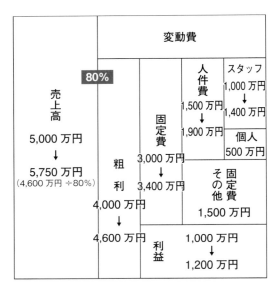

図❷ スタッフの人数増加と利益増をストラック図で計画する

を活用すれば論理的に目標売上も導き出せる。

本来は、給与を増やすとそれに伴って医院で負担する「社会保険料」が増加する可能性があるが、多くの歯科医院の場合、健康保険は「歯科医師国保」であり、スタッフから全額徴収していることがほとんどであるため、ここでは考慮していない。ただ、協会けんぽや厚生年金に加入している医院は、人件費増加に伴って社会保険料も増えることも考慮しておく必要があるだろう。

3. ストラック図を損益分岐点の計算に活用する

さらに、前述の人員計画と同じように、「**損益分岐点**(そんえきぶんきてん)」などもこのストラック図を使えば計算可能となる。

「損益分岐点」とは「利益がゼロになる売上」のポイントである。つまり、ストラック図を使ってこれを計算しようと思えば、「利益」にゼロを入れればよい。

たとえば、前述の歯科医院の場合、利益がゼロであれば、粗利は固定費＋利益で計算できるので3,000万円＋0＝3,000万円、そして、粗利が3,000万円であれば、粗利率80％で割り戻した売上は3,750万円

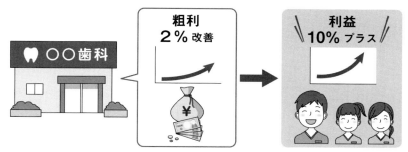

図❸　粗利を２％改善するだけで利益は10％もプラスになる

（3,000万円÷0.8）となる。つまり、売上は3,750万円、変動費は3,750万円×20％＝750万円、粗利は3,750万円－750万円＝3,000万円となり、固定費の3,000万円をマイナスすると利益はゼロになる。

◉粗利率を改善することで利益を改善する

　それ以外に、利益を増やすためには「③変動費を減らす」ことも実は非常に効果がある。

　変動費率を下げることは、粗利率がそのぶんだけ大きくなることになる。ＭＱ図の変動費（Ｖ）が下がることで、粗利（Ｍ）が上がる。通常、粗利率が上がることは「付加価値」が上がることを意味する。

　たとえば、前述の歯科医院が粗利率を２％改善できればどうなるだろうか。

　粗利率が80％から82％になれば、売上が5,000万円の場合、粗利は4,100万円（5,000万円×82％）となる。固定費が3,000万円であれば利益は1,100万円になるので1.1倍、つまり、粗利を２％改善するだけで利益は10％もプラスになる（**図３**）。

　このように、粗利率をたった２％改善しただけでも利益は10％も増加する。そのため、売上を上げるだけでなく、粗利率の改善もこれからの歯科医院にとっては非常に重要になってくる。

粗利率の改善のためには変動費率を下げなければならない。それでは、一般的な個人経営の歯科医院の変動費率は何％ぐらいが適正なのか。

　たとえば、平均的な個人経営の歯科医院の変動費を第2章の図から考えてみよう。

　この場合、変動費は「医薬品費」「材料費」「委託費」の3つとなると思われる。この3つの売上に占める割合はそれぞれ約2％、7％、8％であり、合計すると約17％となる（P.41表1参照）。つまり、個人経営の歯科医院の平均的な歯科医院の変動費率は17％ぐらいといえる。変動費率が17％であれば、粗利率は100％－17％＝83％となる。

　われわれのクライアントも変動費率や粗利率は毎月データとして出しているが、粗利率の高い歯科医院にはある共通の特徴がある。

　それは、**売上に占める予防（メインテンス）の患者さんが多い**ということだ。メインテンスの患者さんは材料代や技工料がほぼ不要であるため、変動費率が下がり粗利率が上がる。つまり、同じ5,000万円の歯科医院でも、治療中心の歯科医院と予防中心の歯科医院では最終的に残る利益はまったく異なってくる。利益が増えるということは、人件費に投資するための「原資」も増えることになる。そのため、予防中心の歯科医院ほど、人件費に投資することが可能ということになってくる。

◉

　このように、歯科医院の数字はストラック図を活用することで、どこにどのような手を打てばよいのか、どの数字を変えればどの数字が変わるのかといった戦略を立てられる非常に有効なツールである。ぜひ、先生も一度、決算書から医院のストラック図を作成し、戦略を立てるためのツールとしてご活用いただきたい。

ゆめの森歯科いせはら

【神奈川県伊勢原市】

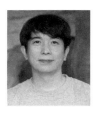

宮前貴記
Takanori MIYAMAE

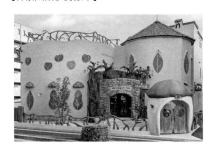

事例 01

スタッフの成長を第一に、夢を応援する姿勢で医院を発展させる

DATA	
所在地	神奈川県伊勢原市伊勢原2-6-30
総面積	785㎡（237.5坪）
ユニット	20台
スタッフ	歯科医師18名（常勤15名、非常勤3名）、歯科衛生士20名（常勤19名、非常勤1名）、歯科助手30名、受付9名、歯科技工士3名、その他
患者数	1日約150～220名
診療時間	9:30～12:30、13:30～17:40、休診日：日曜、祝日

子どもたちの大好きな居場所に

　神奈川県湘南エリア（伊勢原市、茅ヶ崎市、藤沢市、相模原市）に４軒の「ゆめの森歯科」を展開する「医療法人よつ葉会」。小田急線・伊勢原駅から数分歩くと、テーマパークのような外観の「ゆめの森歯科いせはら」が現れる。これは2023年に移転オープンした、院長の宮前貴記先生の想いを実現した歯科医院だ。

　開業は2010年。歯科医師１人、ユニット３台からのスタートだった。

　「新規開業したところは現在地の近くで、開業地選びには３年ほどじっくり時間をかけました。お母さんとその子どもを中心に治療したいと、学校や幼稚園が近いエリアを探し、ブランドイメージを作り、現在の基盤となるクレドなども作成していきました。勤務医時代にコンセプトや場所、事業計画などを考え、想いをかたちにできる場所にこだわりました。また、異業種の方にアドバイスをもらいつつ、事業計画を練り直したり、長期目標を中期、短期に変えながら、着実に開業準備を進めていました。そして、ゆくゆくは事業展開を考えていたので、本院が教育センターの役割になるような場所を考えていました」

　開業３年後に茅ヶ崎市、その後、約１年ごとに藤沢市、相模原市に分院を展開。また、伊勢原市の本院が手狭になってきたので、2017年に駅前に自費メインの歯科医院を開業した。その後、2023年に本院と駅前の分院を現在地に移転統合した。

　「移転後、本院のユニットは20台になりました。現在、スタッフルーム、歯科技工室として使用している３階にも今後ユニットを配置する予定で、最終的には24台の施設になります。現在のスタッフ数は、事務スタッフ、クリーンスタッフ、訪問コーディネーターなども入れると４院合計で100名ほど、ユニット総数は36台になります」

　宮前先生は、開業前は総合病院の小児歯科に所属していたという。

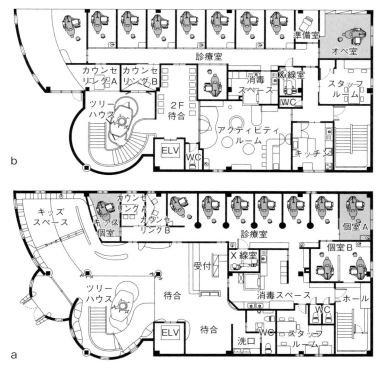

▲ゆめの森歯科いせはらの見取り図（a：1階、b：2階）

「最初に所属した小児歯科は、歯科恐怖症の子どもたちが多く来院してきました。指導医の先生には『ここは、町の歯科医院で診られない子どもたちが送られてくる最後の砦。覚悟をもって診療しなさい』と言われました。泣くのを押さえて治療をする毎日が続いて、4年ぐらい経ったころ、『最初に出会う、町の歯科医院を変えないと、歯科を怖いと思う子どもたちが減らないのではないか。子どもたちの最初の1歩をどう変えられるか』と思うようになりました。そのような想いをかたちにして開業。『楽しくて、また来たい』、『活躍するスタッフを見てこういう大人になりたい』などと、"たくさんの人の夢や希望が森のように広がってほしい"と想いを込めて、『ゆめの森歯科』と名づけました」

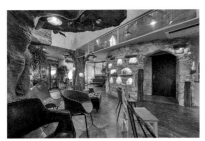

▲待合室。椅子などの家具はスタッフと一緒にセレクトした

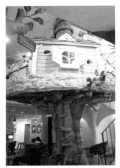

◀待合室にあるツリーハウスは子どものみならず大人も魅了する

「ゆめの森歯科いせはら」は、外観のみならず、待合室、キッズスペース、ツリーハウスなど、絵本のなかを探検するかのような内装になっている。

「ゆめの森歯科の世界観を、ディズニーリゾートなどを手がけるトップレベルの職人の方々と一緒に創り上げました。最初に出会う歯医者さんとして、『ゆめの森歯科があってよかった』という場所にしたいです。内装へのこだわりは、時間とコストをかけてでも譲れないと貫きました」

来院すると、喜々として遊ぶ子どもたちが多い。

「子どもの喜び方が全然違いますね。お母さんが『帰るよ』と言っても帰りたがらない子どもが多いです（笑）。患者さんや地域の方たちの歯科へのイメージが変わってきているなという手応えがあります。また、食育イベントで農家さんと繋がったり、異業種、地域の方たちと連携がとれるようになって、一般の歯科医院ではできないようなイベントも実施できるようになりました。当院には栄養士が2人おり、スタッフの昼食を作っていますが、院内のイベントでも活躍しています。現在では最初にお母さんがお子さんを連れてきてくれて、お父さん、おじいちゃん、おばあちゃんが来るという、3世代に携われる総合歯科医院になっています」

スタッフが段階を踏んで成長できる仕組みを構築

着実に規模を拡大している現在でも、悩みは開業当初と変わらない。

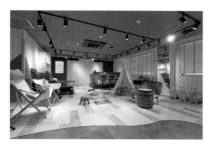 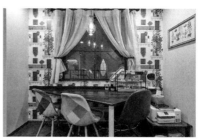

▲アクティビティルーム　　　　▲カウンセリングルーム

「規模や環境は変わっても、一人ひとりのスタッフに向き合う関係性は変わりません。一緒に働いている仲間との関係性は、5〜6人のチームであろうと100人のチームであろうと変わらないと感じています。そして、多くの悩みも変わらないと思っています。人、資金、事業計画の問題はつねにあり続けるということですね。周りの歯科医療関係者には、『大規模ですごいですね』とよく言われますが、やりたいことをかたちにするために、いまも必死に取り組んでいるのが現実かなと思います」

スタッフが成長する環境づくりにも力を入れている。

「先輩たちがたくさんいると、『1年上の先輩のように来年にはここまでできているようになろう』という目標になります。ユニットを増やしながら、若手のスタッフたちを多く教育できる環境づくりは、いまにして思えばそういう環境で働きたかったという自分の想いをかたちにしています」

スタッフには、トレーニー、ABCクルー、リーダー、チーフなどの評価制度のランクがある。また、さまざまな委員会が存在する。

「段階を踏んで成長できるような人事評価制度を模索しています。また、当院には学校のような委員会があります。若手育成の委員会や、幹部ミーティングとは別に、グループ全体を動かすリーダークラスが集まるサミット委員会、その下には次世代のリーダーたちが集まるアンダーサミットがあります。部活動やBBQなどのイベントなどもあり、若手に企画を立てて

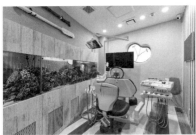 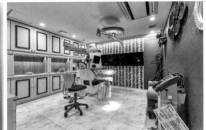

▲診療室。ユニットごとに「海」、「空」などのテーマがあり、それぞれ内装のデザインが違う

もらうこともあります。そうすることで、人を動かす難しさを感じてもらうなどの経験ができます。そこに私が入って、『人を動かすにはこういうことが必要だよね』、『このような手順で、このような発信をしないといけないね』などと伝えることもあります」

スタッフの夢を応援

宮前先生は、経営手法をどうやって学んだのだろうか。

「基本的にはほぼ独学で、自分の理想を1つずつかたちにしてきました。経営者としては、つねに異業種の方の話を聞くことを意識しています。たとえば事業計画について、『長期も重要だが2〜3年の中期・短期の目標をより充実したほうがよい』というアドバイスを受ければ、柔軟に意見を取り入れ、すぐに計画を作り直したりもしますね」

歯科医院が成長するには投資資金が必要になってくるが、しっかりと利益を出して納税すること、そして銀行の信頼を得ることが大事だと語る。

「ゆめの森歯科でやりたいことをどのように実現していくか。いかにみなさんに応援してもらえるか。そう考えたとき、夢の実現には、利益を出して税金を納め、PLやBSなどの分析、詳細な事業計画書や決算書を説明して、自己資本比率なども含めて銀行にもしっかりと評価してもらうことが必要です。そうすれば、次にまた応援してもらえて、やりたいことの準備がで

きます。歯科医師は経営や財務の専門家ではないので、財務顧問や税務顧問の先生に意見をもらうなど、素直にサポートを受けるのも大切でしょう」

開業14年目。移転統合して1年が過ぎた。

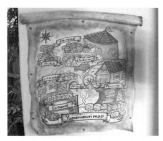

▲医院入り口にある、ゆめの森歯科のイメージマップ

「毎日の忙しさに追われるとだんだん惰性になったり、楽な方向にいきがちです。当院は開業から十数年経ちましたので、改めて原点に返ってみると、私が歯科医院経営において大切にしている考えは、『スタッフを雇用することは、その人やその家族の生活も支えるということ。そのために職場環境を整えること』に他なりません」

そして、ゆめの森歯科の目標の実現にはスタッフの力が欠かせない。

「いまがちょうど第2創業期。事業としては折り返しかなと思っています。走り続けてきたゆめの森を1つのかたちにしようと現在地に移転しました。現在、当院に勤務しているスタッフには、『ここに勤務する人はゆめの森の2回目のオープニングメンバーだよ』と話しています。オープニングスタッフが1から歯科医院を作るように、院内のいたるところでスタッフがかかわっています。たとえば、形・デザインがすべて違う待合室の椅子はスタッフが選んだものですし、入口にある『ゆめの森歯科いせはらのイメージマップ』のイラストはスタッフが描いてくれました。規模が大きくなろうとも、みんなで歯科医院を創り上げていくという姿勢は変わりません」

これからの展望を語る。

「分院展開ありきとはまったく思っていません。スタッフの夢を一緒に応援していきたいので、やりたいことが出てくれば応援するというのが基本的なスタンスです。クリニックなどの箱が先にあり、そのために人を増や

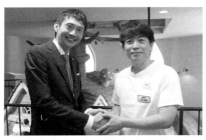

▲取材を終え、山下氏(左)と固い握手を交わす宮前先生(右)

すという手法は考えていません。たとえば、ある分院の院長には『小規模で集中して、街に根づいた歯科医院を運営したい』と相談を受けたので、その想いに合わせて新しい歯科医院を作りました。仲間の夢をかたちにしていくことを大切に、チームとしての仲間を増やして一緒に成長していきたいですね。そして、地域の方たちと連携し、一般の歯科ではできないような試みにもチャレンジしたいと思います」

(取材・編集部)

「節税」ではなく「納税」でお金を残す

通常、多くの歯科医院は「どのように利益を減らして節税できるのか」という提案を税理士に求める。しかし、宮前先生からは「どうすれば利益が増えるのか」と、通常と逆の提案を求められる。もちろん、利益が増えると納税額は増えるが、それ以上に大切なことは利益を出して自己資本を厚くすること、そして、銀行融資を有利にして次への投資資金を確保していくことであると考えられている。一般企業にはこのような考え方の経営者が多く、おそらく異業種の経営者との交流がこのような思考を生み出していると思われる。

分院展開や医院の拡大移転でユニット台数を増やし、それにより売上を増加させている歯科医院の典型であるが、その理由は一貫して開業時の想いを貫いている。そして、そんな想いに多くの患者さんやスタッフが魅了され、このような規模の医院になったのではないだろうか。

(山下)

第4章

スタッフの給与を
上げながら医院の
利益を増やす手法

1

人件費を減らすと
利益が増えるは大間違い

　それでは、人件費を増やしながら利益を増やすにはどうすればよいのだろうか？

　一般的に、人件費が増えると利益は減ると思われている。しかし、この人件費が増えるというのは次の２つのパターンがある。

　1．1人あたりの単価（年収）が増えることで増加する

　2．スタッフの人数が増えることで増加する

　「人件費」は原則「固定費」であるため、人件費以外の数字が同じであれば、人件費が増えると利益は減少する。そのため、人件費を増やしながら利益を増やそうと思えば、次の３つしか方法はない。

　①売上を増やす

　②変動費を減らす

　③その他固定費を減らす

　人件費の増加が前述の１のパターン「１人あたりの単価（年収）が増えることで増加する」の場合、それに伴ってすぐに売上が増えることはない。スタッフ給与が歩合ですべて決まっているのであればそれも可能かもしれないが、一般的には考えにくい。

　それであれば、スタッフ給与は低いほうが生産性は高いということがいえるが、前述したようにこの生産性は主語が誰かによってまったく意味合いが異なるものとなる。医院を主語とした場合、アウト

90　　第4章　スタッフの給与を上げながら医院の利益を増やす手法

プットが「売上」でインプットが「人件費」なので、人件費が低い
ほうが生産性は高いといえる。しかし、スタッフを主語とした場合
にはアウトプットが「給与」でインプットが「時間」になるので、
スタッフの給与が少ないということは、スタッフにとって生産性が
低い、つまりコスパが悪い、となるのである。そうなると、スタッ
フの定着率が悪くなる可能性がある。定着率が悪くなれば、採用費
や教育コストなど「その他固定費」が増えるので、結局利益が減る
ことになってしまう。

　次に人件費の増加が前述2のパターン「スタッフの人数が増える
ことで増加する」の場合を見てみよう。この場合には、たとえば、
ドクターや歯科衛生士が増えることで売上が増えることが考えられ
る。このように、スタッフの人数が増えても、それ以上に売上が増
えていれば、利益は増えることになる。

　とくに、歯科医院の場合には人数が減ることで売上が減るという
ことが起こりやすい。歯科衛生士やドクターはもちろんだが、たと
えば歯科助手が退職すると、ドクターのアシストが回らなくなり、
結果としてそのドクターの売上が落ちてしまったりすることが多い。
そのため、歯科医院では人件費を増やすことで利益が減るのではなく、
人件費が減ると利益が減ることが一般的なのだ。

　また、人件費が増えることで「変動費」が減れば利益は増えるこ
とになる。たとえば、歯科技工士を採用して外注に出していた技工
料が減る、などがこれにあたる。

　そして、人件費が増えることで「その他固定費」が減ることも考
えられる。レセプト作業やマーケティング、事務作業なども内製化
することで経費が減り利益が増える、などがこれにあたる。

　ただ、このように「変動費」や「その他固定費」の業務を内製化

1. 人件費を減らすと利益が増えるは大間違い　　91

して人を増やす、という戦略をとる場合には、そのスタッフが退職してしまうというリスクをつねに考えなければならない。

たとえば、一番わかりやすいのが「給与計算業務」である。社労士に外注していたものを院内でスタッフを採用してその人ができるようになったとする。しかし、その人がいきなり退職してしまえば、誰も給与計算のやり方をわからない、ということが起きてしまうのだ。これを防ぐためには、たとえばその業務をできる人を複数人用意するなどがあるが、これはかなりコスパが悪い。このような「この人が辞めてしまってはアウト」という業務をできるだけ減らすことが組織化の第一歩となる。こういった業務はできるだけアウトソースするか、デジタル化して機械にやってもらうかを考えないといけない。

もちろん、人を増やして人件費を増やすことは納税という意味でも非常に大きな社会貢献であることは間違いない。ただ、それで経営が成り行かなければ意味がない。内製化すべきものと外注すべきもの、もしくはデジタル化すべきものをしっかりと区別して利益を最大化しつつ、誰かが辞めても困らない組織作りを目指していくことが必要である。

2 ユニットが増えなくても給与を上げ続けるための売上戦略

　通常、歯科医院はユニット台数を増やすことで売上を増やしていく。なぜなら、ユニット1台あたりで診られる患者さんの数には上限があるからだ。拙著『年商1億円医院の設計図』でもお伝えしたように、**歯科医院の年商を決めるのは、結局「ユニットの台数」**なのだ。なお、弊社顧客データベースから**ユニット1台あたりで上げることができる年間の売上は2,500万円までが8割弱となり、平均値は約2,000万円**である（図1）。

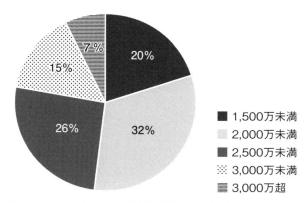

図❶　ユニット1台あたりの年間売上高（弊社顧客データベースより）

ご存じの通り、ユニットを増やそうと思うとユニットの「配管」が必要となり、配管の数以上にユニットを増やすことはできない。そのため、われわれが開業をサポートさせていただく場合、この配管の数を非常に重要視している。自分が考えている台数よりも「ちょっと多いな」と思うぐらいの配管で設計し、その部分に当初はカウンセリングルームや院長室などを設置する。そして、患者数が増えるに伴ってそのスペースにユニットを増設していく。当初の設計で配管を余分に通しておいてもそれほどコストは変わらないが、後から配管を追加するとなれば、床をめくったり配置を変えたり追加のコストがものすごく莫大になってしまうからだ。

　それでも、予想外に患者さんが増えてユニットが足りなくなってしまった場合には、どうすればよいのか？

　この場合には「増築」や「拡大移転」という方法がまず考えられる。医療法人の場合はさらに「分院展開」という方法も考えられるだろう。しかし、一番の大きな問題は「このいずれの方法を選んでも投資額が非常に大きくなる」ということである。

　事業には一般的に**「種まきフェーズ」**と**「刈り取りフェーズ」**が存在する。稲刈りと同じで、種をまいている間はお金や労力だけがかかってくるがお米はできない。しかし、刈り取りの時期になれば、お金や労力はそれほどかからずにお米を収穫してそれを販売できる。

　たとえば、大きな投資をして移転をした場合、これは「種まきフェーズ」に該当する。このフェーズでは規模の拡大を狙うため利益は落ち込むことが多い。いわゆる**「増収減益」**になることがほとんどだ。また、使う労力も膨大だが、それに見合った利益は見込めない。

　しかし、その投資が落ち着けば今度は「刈り取りフェーズ」がやってくる。この場合には**「増収増益」**を狙っていくことができるので

キャッシュは増えていくことになる。

たとえば、つねに分院を出し続けるという場合には、それはずっと「種まきフェーズ」を続けているということになるので、お金はいつまで経ってもなかなか残ってこない。しかし、事業自体は成長し続けるので、いったん刈り取りフェーズに入れば、残るキャッシュは大きくなる。

しかし、もちろんこれらにはリスクも存在する。いままでは「拡大しても患者さんが来ない」というリスクが一番大きかったが、今後は「拡大してもスタッフが来ない」というリスクが最も大きくなるだろう。いくら箱を大きくしたところで、そこで働くスタッフが確保できなければ売上を上げることはできないのだ。

これらのリスクをとりたくない場合には、ユニットを増やさずに売上を増やす、という戦略を考えなければならない。

それでは、ユニットを増やさずに売上を上げていくにはどうすればよいのか？

第3章のストラック図からもわかるように、売上高(PQ)は単価(P)×数量（Q）で決まる。そのため、売上を上げるためには単価（P）を上げる、もしくは数量（Q）を増やす、ということが必要になる。

「単価を上げる」という部分で思いつくのが**「自費率」のアップ**である。自費率が上がると、通常、患者単価は上げるからだ。しかし、一般的に自由診療は保険診療よりも治療に時間を要するため、単価が上がっても数量が減る可能性が高くなる。

次に数量（Q）を増やすという方法を考えてみよう。ユニットの台数を増やせなければどのようにして数量（Q）を増やしていくのか？

まず考えられることは患者さん1人あたりの「チェアータイム」を短縮していくことだ。チェアータイムが短縮されれば、ユニット

2. ユニットが増えなくても給与を上げ続けるための売上戦略　　95

1台で1日に診ることができる患者さんの数が増える。

また、「アイドルタイム」を減らすことも考えられる。「アイドルタイム」とはいわゆる「隙間時間」のことで、稼働していない無作業時間のことを指す。「キャンセル率を減らす」ということもこのアイドルタイムを減らすことに他ならない。

通常、アポとアポの間にはアイドルタイムがあるはずで、これをいかに少なくしていくかということで数量（Q）を増やすことができる。最近はアポイントソフトなどでこれらを改善していく取り組みも増えているが、アポイントを「テトリス」のようにいかに隙間なく入れられるか、ということは非常に重要である。「ユニットの稼働率を上げる」ともいうが、いかにいまあるユニットにたくさんのアポを入れられるかがポイントとなる。

また最近では、「訪問歯科診療」をスタートする医院も少しずつ増えてきている。訪問歯科診療の場合には、院内のユニットの制限を受けないため、ユニットを増やさずに数量（Q）を増やすことが可能となる。しかし、ここでも重要なことは訪問に行ける「スタッフ」の確保である。訪問歯科診療を行おうと思えば、院内が診療をしている間に訪問に行ける「スタッフ人数の確保」が必要となる。つまり、歯科医院で売上を上げていこうと思えば、「人の確保」がやはり大きな要素となってくるわけだ。

3

人件費を増やした医院が使える「賃上げ促進税制」とは？

　現在、人件費を増やした企業には税制上も大きな特典がある。それが**「賃上げ促進税制」**と呼ばれるものである。

　「賃上げ促進税制」とは、スタッフの賃金を上げたり、人を雇って人件費を増やしたりすれば、上がった人件費の金額によって一定の税金を控除する、というものである（令和9年3月31日までに開始する事業年度が対象予定）。

　適用を受けるためには**「スタッフ給与年間総額」－「前年のスタッフ給与年間総額」**が1.5％以上上がっていれば、適用できることになる。つまり、**単価が上がっていなくても総額が上がっていれば適用が可能**になるので、昇給や賞与などの「単価アップ」がなかったとしても、新たなスタッフの採用などで人件費総額が上がっていれば適用できる。

　逆に、給与の高いドクターや歯科衛生士が退職したり、産休に入ったスタッフがいたりした場合には、スタッフの賃上げをしても全体の給与総額が下がってしまう可能性があるので注意が必要だ。

　それでは、この「賃上げ促進税制」でいったいどれくらいの節税になるのか？

　まず、適用を受けられる条件については、上記で示したように「スタッフ分」の給与総額が前年と比べて1.5％増えていること。なお「個

人分」の人件費である奥様の専従者給与や院長の役員報酬などはここには含まれない。

ちなみに私の経験上、この1.5％の給与増はかなりの確率でクリアできると思われる。この条件をクリアすれば、**前年から増加した給与総額の15％を法人税または所得税から控除**することが可能だ。

さらに現在は、一定の要件をクリアすることで、この「15％」にさらに上乗せして控除を受けることができる。

その要件とは、

①**スタッフ給与総額が前年より2.5％増加**

　→**給与増加額の15％の法人税（所得税）控除の上乗せ（合計30％の控除）**

②**教育訓練費が前年より５％以上増加かつ当期の給与総額×0.05％以上**

　→**給与増加額の10％の法人税（所得税）控除の上乗せ（合計25％の控除）**

③**前述の①＋②を両方満たす**

　→**給与増加額の25％の法人税（所得税）控除の上乗せ（合計40％の控除）**

となっている（**図１**）。

なお、「教育訓練費」とは**図２**のような経費であるが、要するに、スタッフに受けさせた研修費（交通費除く）や外部講師料（交通費含む）などのことをいい、これが前年よりも５％増加しており、かつ、スタッフ給与総額の0.05％以上であれば上乗せでの控除を受けられるようになる。

つまり、人をたくさん雇用して、さらにスタッフのための「教育訓練費」に投資することで、この「賃上げ促進税制」のメリットは

	全雇用者の給与等支給額（前年度比）	税額控除率
中小企業向け	+1.5%	15%
	+2.5%	30%

- 適用対象：青色申告書を提出する中小企業者等（資本金１億円以下の法人、農業協同組合等）または従業員数1,000人以下の個人事業主

教育訓練費

前年度比 +5%
⇒ 税額控除率を10%上乗せ

くるみん以上
or
えるぼし二段階目以上
⇒ 税額控除率を5％上乗せ

中小企業は、賃上げを実施した年度に控除しきれなかった金額の**5年間の繰り越しが可能**
※令和6年4月1日以降開始事業年度より

図❶　賃上げ促進税制の図解。改正部分を波線で示す（中小企業庁HPより引用改変）

大きくなる（これ以外に「くるみん」や「えるぼし」などの取得による上乗せも令和6年税制改正で新設されたが、歯科で取得している医院はほぼ皆無であるためここでは省略する）。

　この数字だけを見ると、たくさん人を雇用したり賃上げをしたり、人件費を増やせば大きな節税が期待できそうだが、実は多くの歯科医院では前述の控除をフルに受けられない場合が多い。

　その理由は、**「人件費が増えると利益が減るから」**である。もちろん、人数を増やすことで売上が増えることはあるが、単価アップで売上がすぐに増えることは期待しにくいことは前述したとおりだ。それでは、なぜ利益が減ると「賃上げ促進税制」の節税をフルに活用できないのか。

　実は、この賃上げ促進税制には控除できる**「限度額」**というものがあるからである。

この限度額は、以下のとおりである。

- **個人の場合：所得税の20%**

- **法人の場合：法人税の20%**

　たとえば、年間の給与総額が1,000万円増加したとする。すると、前述の③の要件をすべて満たせば、1,000万円×40％＝400万円の節税

になる計算になる。

　しかし、限度額が法人税の20％というのがあるので、ここから逆算すると

　　400万円÷20％＝2,000万円

の法人税を支払っていないと、満額の400万円を控除できないということになる。

　なお、これは法人税（国税）だけの話なので、地方税も合わせるとさらに納税していなければならないという計算になる。

　マスコミでは「賃上げをすれば税金が下がるから、ぜひ企業は賃上げしてください」とだけが報じられているが、実はいくら賃金を増やしても「限度額」が上限となるので、利益が非常にたくさん出ないかぎり、この税制をフル活用できないことにはほとんど触れられていない。

　この「賃上げ税制」は、税制改正により「上乗せ」として控除できる税額は増えたものの、「法人税（所得税）の20％が上限」という部分が変わっていないため、結局たいして節税額が増えないことがほとんどだ。

　ただ、この「法人税（所得税）20％の上限」については、令和6年の税制改正で、令和6年4月1日〜令和9年3月31日までに開始される事業年度（個人経営の歯科医院は令和7年から）では、「上限額」のために控除しきれない部分が出れば、その部分は翌年以降に繰り越して控除できるという新たな規定が作られた。これにより、「法人税（所得税）20％の上限」を超えた部分で控除できなかったものは、翌年以降5年間の税額から控除可能となった。

　ただ、ここでも1つ条件が付いており、繰り越された年において前年よりもさらに賃金総額が上がっている年でなければ繰越は不可

100　第4章　スタッフの給与を上げながら医院の利益を増やす手法

> ## 制度の詳細（上乗せ要件を利用する場合）
> ### 上乗せ要件②　教育訓練費増加要件
>
> #### 教育訓練の対象者
>
> **法人又は個人の国内雇用者。したがって、以下の者は国内雇用者ではないため対象外となります。**
> （1）当該法人の役員又は個人事業主
> （2）使用人兼務役員
> （3）当該法人の役員又は個人事業主の特殊関係者（①役員の親族、②事実上婚姻関係と同様の事情にある者、③役員から生計の支援を受けている者、④　②又は③と生計を一にする親族）
> （4）内定者等の入社予定者
>
> #### 対象となる教育訓練費の範囲
>
> ##### （1）法人等が教育訓練等を自ら行う場合の費用（外部講師謝金等、外部施設使用料等）
>
> ①　**法人等がその国内雇用者に対して、外部から講師又は指導員（以下「外部講師等」）を招聘し、講義・指導等の教育訓練等を自ら行う費用であること。**
> ⇒ 講義・指導等の内容は、大学等の教授等による座学研修や専門知識の伝授のほか、技術指導員等による技術・技能の現場指導などを行う場合も対象となります。
> ⇒ 招聘する外部講師等は、当該法人の役員又は使用人以外の者であること。（当該法人の子会社、関連会社等のグループ企業の役員又は使用人でも可）
> ⇒ 外部の専門家・技術者に対し、契約により、継続的に講義・指導等の実施を依頼する場合の費用も、対象となります。
>
> 9

図❷a　教育訓練費の対象者と範囲（中小企業庁 HP より引用）

となっている。つまり、賃金総額が上がり続けないとこの超過額の繰越はできないことになる。

　また、2024年の保険点数改正でも「ベースアップ評価料」という、賃金を上げることで点数が加算されるという制度もでき、医療業界でも毎年スタッフ給与を賃上げしてくださいという圧力が強くなってきている気がする。

　これからの歯科医院経営において、賃金増加はこのように避けられない流れになってきている。そのため、せめてこのような税制優遇や点数改正などをフル活用して、そのダメージを軽減させることが必要になってくると思われる。

制度の詳細（上乗せ要件を利用する場合）
上乗せ要件② 教育訓練費増加要件

対象となる教育訓練費の範囲（前ページからの続き）

② **外部講師等に対して支払う報酬、料金、謝金その他これらに類する費用であること。**
⇒ 講義・指導の対価として外部講師等に支払う報酬等。（なお、外部講師等の個人に対して報酬等を直接支払った場合に限らず、法人から講師等の派遣を受けその対価をその法人に支払った場合の費用も対象となります。）
⇒ 講義・指導等の対価として支払う報酬等に限らず、当該法人等が負担する外部講師等の招聘に要する費用（交通費・旅費（宿泊費、食費等を含みます。）も対象となります。

③ **法人等がその国内雇用者に対して、施設、設備その他資産（以下「施設等」）を賃借又は使用して、教育訓練等を自ら行う費用であること。**
⇒ 当該法人の子会社、関連会社等のグループ企業の所有する施設等を賃借する場合も対象となります。
⇒ その施設等が普段は生産等の企業活動に用いられている場合であっても、賃借して使用する者が、教育訓練等を行うために賃借等する場合は対象となります。

④ **施設・備品・コンテンツ等の賃借又は使用に要する費用であること。**
⇒ 施設・備品等の賃借又は使用の対価として支払う費用（使用料、利用料、賃借料、借上料、レンタル料、リース料等）であること。教育訓練等のために使用されている契約期間であれば、その実際の使用期間に制約されません。
　　　　【「施設、設備・コンテンツ等」の主な例示】
　　　　　◇ 施設（例：研修施設、会議室、実習室等）
　　　　　◇ 設備（例：教育訓練用シミュレーター設備等）
　　　　　◇ 器具・備品（例：ＯＨＰ、プロジェクター、ホワイトボード、パソコン等）
　　　　　◇ コンテンツ（例：コンテンツDVD、e-ラーニング内のコンテンツ等）

⑤ **教育訓練等に関する計画又は内容の作成について、外部の専門知識を有する者に委託する費用であること。**

（2）他の者に委託して当該国内雇用者に対して教育訓練等を行わせる場合の費用（研修委託費）

① **法人等がその国内雇用者の職務に必要な技術・知識の習得又は向上のため、他の者に委託して教育訓練等を行わせる費用であること。**
　　　　【「他の者」の主な例示】
　　　　　◇ 事業として教育訓練を行っている外部教育機関
　　　　　　（民間教育会社、公共職業訓練機関、商工会議所等）
　　　　　◇ 上記以外の一般企業
　　　　　◇ 当該法人の子会社、関連会社等グループ内の教育機関、一般企業

② **教育訓練等のために他の者に対して支払う費用（講師の人件費、施設使用料等の委託費用）であること。**

図❷b　教育訓練費の対象者と範囲（中小企業庁HPより引用）

制度の詳細（上乗せ要件を利用する場合）
上乗せ要件②　教育訓練費増加要件

対象となる教育訓練費の範囲（前ページからの続き）

（３）他の者が行う教育訓練等に参加させる場合の費用（外部研修参加費）

①　法人等がその国内雇用者の職務に必要な技術・知識の習得又は向上のため、他の者が行う教育訓練等に当該国内雇用者を参加させる費用であること。

⇒　法人等がその国内雇用者を他の者が行う教育訓練等（研修講座、講習会、研修セミナー、技術指導等）に参加させる費用であること。

⇒　法人等が直接又は間接に（国内雇用者を通じて）他の者に対し支払う費用であること。（当該国内雇用者が費用の一部を負担する場合は、その負担された金額を教育訓練費から控除します。）

②　他の者が行う教育訓練等に対する対価として当該他の者に支払う授業料、受講料、受験手数料その他の費用であること。

⇒　教育訓練等の講座等（研修講座、講習会、研修セミナー、技術指導等）の授業料、受講料、参加料、指導料等、通信教育に係る費用等（受験手数料は、教育訓練等の一環として各種資格・検定試験が行われる場合に対象となります。）

⇒　法人等がその国内雇用者を国内外の大学院コース等に参加させる場合に大学院等に支払う授業料等聴講に要する費用、教科書等の費用（所得税法上、学資金等として給与に該当するものを除きます。）

対象とならない費用

（１）　法人等がその使用人又は役員に支払う教育訓練中の人件費、報奨金等
（２）　教育訓練等に関連する旅費、交通費、食費、宿泊費、居住費（研修の参加に必要な交通費やホテル代、海外留学時の居住費等）
（３）　福利厚生目的など教育訓練以外を目的として実施する場合の費用
（４）　法人等が所有する施設等の使用に要する費用（光熱費、維持管理費等）
（５）　法人等の施設等の取得等に要する費用（当該施設等の減価償却費も対象となりません。）
（６）　教材等の購入・製作に要する費用（教材となるソフトウエアやコンテンツの開発費を含みます。）
（７）　教育訓練の直接費用でない大学等への寄附金、保険料等

教育訓練費の明細書の記載事項

> 教育訓練費の明細書は作成のうえ、保存していただく必要があります（税務申告時の添付は不要）

（１）　教育訓練等の実施時期：「年月」は必須、「日」は任意で記載
（２）　教育訓練等の実施内容：教育訓練等のテーマや内容及び、実施期間
（３）　教育訓練等の受講者：教育訓練を受ける予定、または受けた者の氏名等
（４）　教育訓練費の支払証明：費用を支払った年月日、内容及び金額並びに相手先の氏名又は名称が明記された領収書の写し等

【明細書のイメージ】　※様式自由のためあくまでもイメージ

No.	実施時期	内容及び実施期間	受講者・対象者	支払証明	支払い額（税込）
1	令和4年5月	AI技能研修（5日）	名簿（別添1）	領収書（別添1）	¥200,000
2	令和4年6月	生産システム研修（1週間）	名簿（別添2）	領収書（別添2）	¥400,000
3	令和4年8月	管理職マネジメント研修（1日）	名簿（別添3）	領収書（別添3）	¥100,000
4	令和4年8月	IoTシステム研修（1ケ月）	名簿（別添4）	領収書（別添4）	¥600,000
5	令和4年9月	留学受講費補助（半年間）	名簿（別添5）	領収書（別添5）	¥10,000,000
		合計			¥11,300,000

11

図❷c　教育訓練費の対象者と範囲（中小企業庁HPより引用）

3. 人件費を増やした医院が使える「賃上げ促進税制」とは？　103

4

給与を上げたくない
スタッフのための
退職金の活用方法

　それでは、「賃上げ促進税制」などの適用を受けるためには全員の給与を上げていくのがよいのかというと、医院にはそれを望まないスタッフもいる。給与が上がることを喜ばないパターンは、以下のいずれかである。

　①扶養の範囲内で働きたいので給与を増やしたくない

　②税金が高いので給与が増えてもあまり嬉しくない

　①のパターンは、パートタイムなどで夫の扶養の範囲内で働きたいというスタッフである。この場合の「扶養の範囲内」というのは、「税金上の扶養」のことと「社会保険上の扶養」のことの2つのパターンがある。いずれの場合にせよ、給与を増やすことによって手取りが減ることになるので、あえて一定の年収の範囲で仕事をしなければならないというものである。

　ちなみに、歯科医院でとくに多いのが、いわゆる「年収130万円の壁」と呼ばれる社会保険の扶養の範囲内で働きたいというスタッフだ。しかし、こちらは今後の改正で大幅に変更になることが予定されており、給与を上げたくても上げられないというケースがますます増えるように思われる。

　この場合、時給を上げるなどで賃金アップをすると、今度はシフトに入れる時間が短くなってしまう。とくに、歯科衛生士はすでに

時給が高いことが多く、その場合、医院はシフトにもっと入ってほしいと思っていても、時給を上げるとさらに入れなくなるというジレンマに陥ってしまう（今後、年収ではなく時間が基準になる改正の可能性あり）。

　また②のパターンは所得の高い勤務医などに多く、一定の所得を超えてくると所得税が高くなってしまうので、賃金アップしても手取りがあまり変わらないというパターンだ。

　所得税は「超過累進」といって所得が上がれば上がるほど税率も高くなる仕組みになっているので、勤務医などの給与の高いスタッフの場合、昇給をしても手元に残るお金はあまり変わらないという現象が起きてしまう。

　こういった問題を解決する方法の１つに**「退職金」**がある。まだまだ歯科医院では退職金を整備している医院は少ないと思われる。スタッフが定期的に入れ替わる場合には退職金制度などは不要だが、今後、長く勤めてもらう職場を目指すためには「退職金制度」は整備していくべきだろう。

　なお、「退職金」は給与と違い、税金面で非常に優遇されている。

　退職金の所得税の計算式は、

（退職金－退職所得控除）×1/2

で計算される。

　ここで大きな優遇措置となるのが**「退職所得控除」**である。退職所得控除は40万円×勤続年数（20年を超える部分は70万円）となり、勤続年数が２年未満であっても最低80万円となる（**表１**）。歯科医院の場合、ほとんどがこの範囲内の退職金に収まるため、所得税や住民税が退職金に対して課税されることはかなりのレアケースとなる。

　また、健康保険や厚生年金などの社会保険料もかかってこず、ほ

4. 給与を上げたくないスタッフのための退職金の活用方法　105

表❶　退職所得控除額の計算式（国税庁ホームページより）

勤続年数（＝A）	退職所得控除額
20年以下	40万円×A （80万円に満たない場合には、80万円）
20年超	800万円＋70万円×（A－20年）

とんどが前述のように退職所得控除以下になるため、税金なども天引きされずに額面の金額を満額受け取ることが可能である。パート社員で退職金がある医院は多くないと思うが、給与の高い勤務医などには非常にうれしい制度であることは間違いない。

　また、「スタッフ分」の給与だけでなく、「個人分」である院長や奥様の給与などについても同様のことがいえる。給与で支払うよりも退職金で支払うほうが税務上有利というのは、一般的な節税策としても知られており、個人経営の歯科医院が「医療法人化」するメリットの１つでもある。

　個人経営の歯科医院は自分で自分に給与を支払うことができないのと同様に、自分に退職金を支払うこともできない。そのため「小規模企業共済」などの商品を使って、退職金を積み立てることになる。

　「小規模企業共済」は月額７万円までを拠出することで、全額がその年分の経費（所得控除）となるので、個人事業主の節税をしながら退職金を形成する制度として、非常に優れたものである。

　退職金については退職所得控除があるだけでもメリットが大きいのに、さらにその退職所得控除をマイナスした金額を２分の１したものに対して税金の計算を行う。さらに、退職所得は「分離課税」といって、他の所得と別で退職金のみで税金の計算を行うので、他の所得があっても税金に影響を与えない。

このように、退職金は給与と違い税制面や社会保険面で非常に大きなメリットがある。しかし、たしかにキャッシュフロー上は有利であるものの、何十年も後にそれほど大きなお金をもらうことがはたして正解なのかという問題がでてくる。

　お金はもらうタイミングでその価値が変わってくる。たとえば、小学校のころにもらう1万円と、大人になってからもらう1万円は、同じ1万円でもその価値は大きく変わる。これと同じで、いまの1万円と将来の1万円は決して同じ価値ではない。そのため、税金が高くてもいまもらうべきか、それとも税金が低い退職金としてもらうべきか、これらは先生の人生設計によって変わってくる。この人生設計については次章で詳しくみていきたい。

5 院長報酬とスタッフ給与の適正なバランスとは？

　最後に、「スタッフ分」の「人件費」を増やす方法をストラック図からみていこう（**図1**）。ストラック図からスタッフ人件費を増やすためには、図1のような方法しかないことがわかる。

　図1の①〜⑤のなかで最も効果があるのは①「売上を上げる」である。売上を上げるとこの全体のブロックの面積が大きくなり、そのぶんを人件費や利益に回すことが可能となる。しかし、簡単に売上が上がるのであれば誰も苦労はしない。

　そこで、②「変動費率を下げる」や③「その他固定費を減らす」なども考えてみる必要がある。とくに、利益が出ていない医院の場合、最も大切なことは「出血を止めること」にある。もちろん売上を上げることを考えていく必要はあるが、すぐにできる対策としてこれらの「経費削減」で応急処置をしないといけないことが多い。

　しかし、すでに経費削減には取り組んでいたり、変動費率を変えたりするにもある程度限界がある。そうなってくると、④「利益を減らす」や⑤『「個人分」の人件費を減らす』ことを考えないといけない場面が出てくる。

　個人経営の歯科医院の場合、院長の生活費は「利益」と「個人分の人件費」から捻出することになる。個人経営の歯科医院は、院長自身に給与を支払えないため「利益」から生活費を支払わなければ

108　第4章　スタッフの給与を上げながら医院の利益を増やす手法

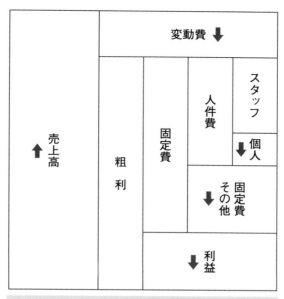

図❶ ストラック図からみた、スタッフ分の人件費を増やす方法

ならない。また、「専従者給与」で奥様に支払った給与も、院長家族の生活費の一部となっている。

　一方、医療法人の場合、院長や奥様の給与は役員報酬として「個人分の人件費」になる。そして、「利益」が出ればそのぶんだけ「個人分の人件費」を増やして、利益を空っぽにすることも可能なはずである。そのため、歯科医院ではこの「利益」と「個人分の人件費」

は、ほぼ同じ性質をもつことになる。

　人件費を増やすために、「利益」や「個人分の人件費」を減らすことは、院長にとってあまり考えたくない手段であろう。しかし、**多くの歯科医院の先生が、この「利益」と「個人分の人件費」をいくらに設定すべきかわからずに経営していることが多い。**

　たとえば、医療法人の先生のなかには、利益が出そうになれば法人税を払いたくないので個人の役員報酬を上げてしまう。もちろん、個人の役員報酬を増やせば法人の利益は圧縮されるため、納付すべき法人税は減ることになる。しかし、報酬として支払った個人で所得税が発生し、トータルでの納税は増えることも多い。

　また、利益が出ても役員報酬を増やしてしまえばスタッフ給与に回せるお金は増えることはない。これを続けていればスタッフ人件費を上げることなんて不可能である。

　それでは、院長の生活費としての「個人分の人件費」や「利益」は、どうやって決めればよいのだろうか。

　1つ目の考え方は、**院長（＋家族）の役員報酬の金額をスタッフの平均給与の○倍などと決めることである。**これであれば、院長の報酬を上げるためにはスタッフ全体の平均給与を上げないといけないことになる。つまり、自分の報酬を上げるために、スタッフの平均給与を上げる努力をしなければならないというわけだ。

　そしてもう1つの考え方が、**人生で必要なお金を計算して報酬を決める**ということである。必要以上に残ったお金は、最終的には相続になり相続税の対象となる。それであれば本来は「必要な分だけ取る」というのが合理的な判断になるのだが、実はほとんどの先生がこの「必要な分」を理解していない。そのため、「取れるときに取れるだけ取ってしまう」先生も少なくないだろう。それであれば、

この「必要な分」を計算できれば、適切な報酬や利益が決められるのではないだろうか。

逆に、「あまり自分の報酬を上げたくない」という院長も多い。医療法人の場合、法人税のほうが通常は所得税よりも低くなる。そのため、法人にプールしたほうが、その年度での税金は少なくなることが多い。しかし今度は、最終的にそのお金をどうするのかという問題が出てくる。医療法人の場合、残ったお金を自由に個人で使うことはできないので、通常は退職時に退職金で支払うことになる。

しかし、歯科の院長は定年という概念がないので何歳までででも働けてしまう。そうなると、リタイアする年齢はどんどん遅くなっていく。そして大きな問題にぶち当たる。

それが、**「はたして退職後にそれほどの大金が本当に必要なのか？」**ということである。

歯科業界でもブームになった書籍に『DIE WITH ZERO　人生が豊かになりすぎる究極のルール』がある。本書は以下のようなまえがきからスタートする。

"まずは、有名なアリとキリギリスのイソップ寓話から始めよう。夏のあいだ、勤勉なアリは冬の食料を蓄えるためにせっせと働いた。一方の気楽なキリギリスは自由に遊んで過ごした。やがて冬が到来した。アリは生き残り、キリギリスには悲惨な現実が待っていた──。この寓話の教訓は、人生には、働くべきときと遊ぶべきときがある、というものだ。もっともな話だ。だが、ここで疑問は生じないだろうか？　アリはいつ遊ぶことができるのだろう？"

この文章からもわかるように、人生を豊かにするためには「どのタイミングどれくらいのお金があれば豊かな人生を送ることができるのか」という計画を立てることが重要である。そして、そのためのツールが**「ライフプラン表」**である。次章では、このライフプラン表の作成方法や活用法について詳しくお伝えしたい。

スマイルデザイン吉田歯科

【大阪府豊中市】

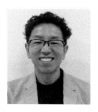

吉田信介
Shinsuke YOSHIDA

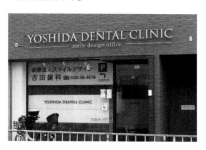

スタッフ満足度を高める
カギは設備・システム・人
への投資にアリ

DATA	
所在地	大阪府豊中市北桜塚3-1-50
総面積	126㎡（38坪）。隣のビルに40坪の事務局、セミナールーム、歯科技工室、託児ルームなどを併設
ユニット	8台
スタッフ	歯科医師6名（常勤4名、非常勤2名）、歯科衛生士8名、歯科助手5名、受付3名、歯科技工士2名
患者数	1日80～90名
診療時間	9：30～13：00、14：30～18：00（土曜日は9：30～17：00まで）。休診日は日曜日・祝日

増患のきっかけは託児サービス

　阪急宝塚線の豊中駅と岡町駅のほぼ中間、住宅街のテナントビルに2007年開業の「スマイルデザイン吉田歯科」（以下、吉田歯科）がある。兵庫県川西市出身の吉田信介先生は、馴染みのある場所を開業地に選んだ。

　「土地勘がある阪急沿線の豊中、池田、大阪市内で物件を探しました。たまたまモリタの社員から紹介された場所を気に入り、開業地に選びました。内装のコンセプトは、ホテルのような少し高級感のある歯科医院をイメージしました」

　開業すれば自然と患者は来ると予想していたが、そうではなかった。

　「内覧会をすることなく、看板も小さく、口コミで来院に繋がればいいなと思っていましたが、蓋を開けてみたら患者さんが全然、来てくれませんでした。初月が55人、2ヵ月目に33人、3ヵ月目に32人です。開業直後は資金繰りがショートしそうになり、ちょっと怖い思いをしましたね」

　そのようななか、何か宣伝をしなければと、歯科医院の窓ガラスを最大限利用して「吉田歯科」とプリントした紙を貼り出した。

　「とにかくいまできる宣伝を行いました。スタッフに保育士がおり、院内の空いているスペースを活用して、開業2〜3ヵ月後に託児サービスを始めました。すると、それがきっかけで口コミで広がりました。同じ時期にホームページも見た目がよいものに作り変えました」

　託児サービスが増患に繋がったこともあり、患者層は30〜40代の母親とその子どもが多い。

　「現在は成人・小児矯正歯科と予防歯科に力を入れています。開業当初は矯正治療を行う予定はありませんでしたが、思った以上に小児が来院したので、小児矯正を学びました。徐々に来院数が増え、ユニットを増設したことで、託児室などのスペースがなくなってしまったため、隣に建ったテナントビルの3階にスタッフルームや託児室を移しました。おかげさまで、

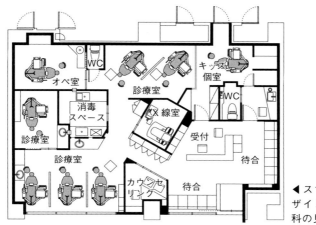

◀ スマイルデザイン吉田歯科の見取り図

ユニット3台でスタートして、いまは8台となりました」

 外注、自動化で業務を効率化する

経営については、書籍から多くを学んだ。

「一般書、マーケティング関連の書籍など、たくさん経営書を読みました。デール・カーネギー氏、稲盛和夫氏、神田昌典氏など。書籍の内容を真似しつつ、先輩のクリニックを見学して成功している理由を考え、医院経営に活かしました」

そして、給与計算、社会保険の手続きなどの労務管理は社会保険労務士に外注、歯科技工物は院内技工、受付はデジタル化を進めるなど、業務の効率化に力を入れた。

「歯科技工士を採用できたので、院内技工室を設け、CERECシステムを導入し、それに伴いミリングマシーン、口腔内スキャナーなども揃えました。なお、その歯科技工士は現在、事務長を兼任しています。"学術・経営・教育の3本柱が大切"と考えるスタディーグループMID-Gで、およそ10年、経営や臨床について学びました。最近、事務長職を設けたことで、私やス

115

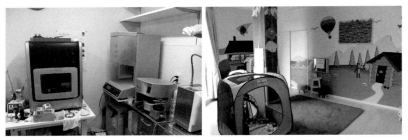
▲医院の隣のテナントビルに設けられた歯科技工室（左）と託児室（右）

タッフにかかる負担は大きく減り、診療に集中できる環境が整いました」

受付業務もデジタル化により改善された。

「受付・歯科助手には歯科の基礎知識から始まって、業務に必要な知識を教えるなど、育てるのはたいへんです。しかも、残念なことに労力を使った割には2～3年で辞めてしまうことが多いです。いままでは受付が2人いないと業務が回らず、週6で診療するならば専属で3人は必要でした。これをどうにかしたいと、4年ほど前から、受付ゼロにする取り組みを行いました。まだゼロにはできていませんが、1人で医院が回るところまで辿り着きました」

効率化の取り組みとして、カルテをiPadで見られるようにペーパーレス化した。それによって、カルテの出し入れや探し出す手間をなくした。さらに電話対応にかかる時間も極力なくしたいと思い、LINEの公式アカウントを作成し、予約のやりとり、相談・問い合わせをLINEで完結できるように整備した。

「カルテのペーパーレス化で、受付業務はかなり楽になりましたね。当日の変更などは電話で受けていますが、メインテナンスの変更など前日までのやりとりはLINEで行っています。初診時は必ずLINE登録してもらい、『電話は繋がらないので、予約の変更はLINEでお願いします』と患者さんにお

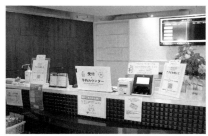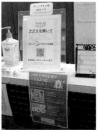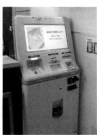

▲受付。LINE予約の案内や自動精算機がある

願いしています」

　そして、受付に自動精算機を設置し、すべてキャッシュレスで対応することにした。このようにして、受付が会計業務に携わることはなくなった。

「診察券は全部アプリに移行して、アプリ上で会計、予約変更などを行います。ちなみに、アプリの導入率は9割ぐらいです。幸い、当院は高齢の患者さんが少ないのでスムーズに導入できたと思います。ちょうど新型コロナウイルス感染症が拡大した時期で、"非接触型"ということで変更しやすかったように思います。ただ、電話での連絡がないわけではないので、その場合、リモートスタッフに転送して対応してもらいます。なお、その仕事は、子どもがまだ幼く出勤が難しいスタッフが自宅で行っています」

　最近は電話を嫌がるスタッフもいるため、医院に電話がかかってこない環境はメリットが多いそうだ。

「Web予約のため、どこでも対応できます。LINE対応も行っていますが、子どもが小さいスタッフが家で仕事ができるのは効率的でよいことだと思います。『ここに予約を入れてよいでしょうか？』などと、相談してから返信できる余裕があるのも、LINEならではのよい点ではないでしょうか。電話よりも楽だということで、患者さんの満足度向上にも繋がっていると感じます」

スタッフ満足度を高める秘訣

　吉田歯科の給与水準は高い。スタッフの給与、賞与、昇給はどういう考えのもとに行われているのだろうか。

　「年数が長いスタッフが多いですが、スタッフ満足度を向上させるため、毎年、昇給しています」

　リフレッシュ休暇も充実させた。

　「有休を使うかたちですが、リフレッシュ休暇を1年に1回、1週間連続で取得するようにスタッフに伝えています。これは、その人がいなくても業務を回わせる職場環境が構築できているから実現できているのだと自負しています」

　リフレッシュ休暇を取り入れると、そのぶんのスタッフを確保しなければならない。

　「スタッフがいないことによって生じるさまざまなストレスのほうが嫌なので、スタッフが多くて余裕があるくらいがよいと思っています。業務はたくさんありますから。医院の余裕がスタッフにも伝わっており、みんな安心しているのかもしれません」

　スタッフの定着はよく、吉田歯科のスタッフの勤続年数は平均5年とのこと。最も勤続が長いスタッフは15年にもなるという。

　「面接のために当院を訪れた方に、『受付の第一印象、挨拶や笑顔がよかった』、『院内の人間関係がよさそうなので入職を決めた』と言ってもらえることが多いです。人間関係をよくするために、挨拶や感謝を伝えることの重要性をスタッフ教育として常日頃、行っています。あとは業務がシステム化されているので、たとえスタッフが退職してもスムーズに引き継ぎできるようになっています」

　毎年、売上も人件費も上げているが、そのようにできる理由は何か。

　「1つのポイントは矯正治療ではないかなと思います。当院はMRC矯正

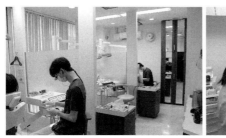 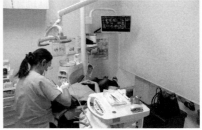

▲診療風景。診療に集中できる職場環境が整っている

に力を入れていますが、ユニットをほとんど使いません。また、アライナー矯正（インビザライン）もユニットをほとんど使わずにできるので、この2つが伸びていることが、売上アップの大きな要因と考えます」

設備、システム、人への投資を惜しまない

今後の医院経営についても前向きに考えている。

「これ以上、ユニットを増やす予定はないですね。これからは、スタッフの給料を上げながら、利益を出すにはどうしたらよいかを追求していきたいです。そのためにはさらなるデジタル化を進め、口腔内スキャナーをたくさん導入して、Web予約をもっと活用したいですね。インターネットがあれば、遠方、極端にいえば海外からでも仕事ができますので、これらを活用して、売上に繋げられないかと考えています」

スタッフの福利厚生もさらに充実させていきたいそうだ。

「診療時間は18時までですが、周辺の医院との差別化ができなくなってきたのでもう少し短く、そして、有休をさらにとりやすくしていきたいです。こうすることで、QOLも仕事のパフォーマンスも上がりますので、長期にわたって勤務するスタッフには週休3日を認めていこうかとも検討中です」

MRC矯正、アライナー矯正で自費率を上げ、スタッフの人件費も上げる好循環のサイクルを行ってきた吉田先生。最後にそのポイントを語る。

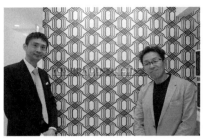

▲吉田先生（右）にスタッフの満足度アップの秘訣を取材した山下氏（左）

「給与を上げることは、売上が増えていることが前提です。経営者として効率化を図り、ユニットを増やさないでいかに売上を伸ばしていくかがキーポイントです。もう1つのポイントは、自分がいなくても回る組織にするために、人への投資が大事です。"自分が働いていかに売上を上げるか"ではなく、システムや外注などに投資して、"自分が動かなくても回る仕組みを作るか"が、これからの時代に必要でしょう」

（取材・編集部）

出産育児で出勤できないスタッフへの対応策

　職場スタッフのほとんどが女性であるため、産休・育休の問題には多くの歯科医院が頭を悩ませている。そのようななか、吉田先生は自宅でできる仕事を作り、出勤できなくても給与を支払うことができる制度を考えられた。とくに小さい子どもがいて、働きたいのに働けないスタッフにとっては非常に大きなメリットになるだろう。

　また、業務が属人化しやすいのは税理士事務所も同じで、退職者が出ると残されたスタッフに大きな負担がかかってしまう。これをシステムや外注の活用で補完し、「誰かがいなくなると回らない」という職場からの脱却を目指す。そして、社員の福利厚生を充実させて長く勤めたいと思えるような環境整備を行っていく。

　今後、多くの歯科医院が取り組まないといけない課題にいち早く取り組んだ事例といえるだろう。

（山下）

第5章

院長報酬を適正化する
ための「ライフプラン」
の作り方

1

吐くまで食うな

　前章でも述べたように、歯科医院の場合、利益と院長報酬（「個人分」の「人件費」）はほぼ同じ意味合いをもつ。

　たとえば医療法人の場合、いままで多くの歯科医院の数字をみてきた経験上、院長が理由もなく院長報酬を増やしているケースが非常に多い。利益が出れば法人税が発生するし、新医療法人の場合には利益が残りすぎると「残余財産が国に帰属する」という問題や、「大法人になり交際費が損金不算入になる」などの税務上のデメリットが発生する。そのため、利益が出そうであれば院長の報酬（院長の退職金積立の生命保険なども含む）を増やして医院の利益をほとんど空っぽにするという医院が少なくない。

　しかし、この方法ではスタッフ人件費を増やしていくことは非常に困難になる。そのため、院長報酬の適正化というのは歯科医院経営で非常に重要な要素の１つとなってくると思われる。

　どれほど美味しいミシュラン星付きの料理であっても、吐くまで食っては台なしになる。「お金」についても同じことがいえる。自分の「お腹いっぱい」の量を理解し、それに合わせて報酬を決めていく必要がある。

　そして、これらを最適化するためのアプローチの１つとして**「ライフプラン表」**の作成がある。ライフプラン表を作成することで、

122　第5章　院長報酬を適正化するための「ライフプラン」の作り方

どのタイミングでどれくらいのお金が必要なのかを数字で理解でき、それをどのような方法で実現するのかを計画可能となる。

そして、必要な生活費が理解できれば、それ以外の残った利益を設備投資に回したり、スタッフ給与で還元したりすることができるようになる。

スティーブン・R・コヴィー氏の名著『7つの習慣』では、第4の習慣の「win-winを考える」で**「豊かさマインド」**と**「欠乏マインド」**という概念が登場する。

「豊かさマインド」とは「この世には、すべてのものが全員に行きわたってもなお余りあるほどたっぷりとある」と考えるパラダイムのことを指し、「欠乏マインド」とは「パイの数には限りがあり、誰かが取れば自分の取り分が減る」と考えるパラダイムである。

そして、ライフプラン表作成の目的の1つは、この「豊かさマインド」にある。

自分が満たされた状態を数値化することで、誰かに与えても「ま、いっか」と思える状態を作れるようになる。こうやって与えていくと、さらに自分が豊かになっていく。

逆に、自分が満たされた状態がわからないと、ひたすら増やし続けないといけないという「欠乏マインド」に陥ってしまう。こうなると、与えることが困難になり、豊かさから遠ざかっていく。

たとえば、本章の最後の取材ページでもご協力いただいた相原克偉先生。相原先生は、診療所を勤務医に譲り、60歳で引退、現在は自分がいままで仕事ばかりでできなかったことを日々楽しんでいらっしゃる。引退前は納税についてもいつも納税額を見て、「素敵ですね」とおっしゃり、ボランティアや社会貢献活動にも非常に積極的に参加されていた。

1. 吐くまで食うな　123

相原先生のお話を聞くと、本当に「豊かさマインド」に溢れた先生だとわかる。人に与えるからどんどん人が集まってくる。また、歯科医院を第三者承継する場合にも、まったくトラブルなく承継できた。これも「豊かさマインド」があったからこそである。

　そして、この「豊かさマインド」の裏にはしっかりとしたライフプランがある。どのような人生を生きて、どのタイミングでどれくらいのお金が必要なのかを計算し、引退の時期も決めてしまう。退職金としてはどれくらい必要なのか、保険を使ってどれくらいの期間でどれくらいの退職金を準備するのか、引退する年齢は何歳にするのか、そのためにはいま何をしないといけないのかということを逆算で決めていく。そして、自分に必要なお金がわかれば、多少、人件費が増えても「ま、いっか」という気持ちになるので、スタッフも豊かになる。そのような好循環を作るためには、まず自分がどのような人生を生きたいのか、何をしたくて、そのためにはどれくらいのお金が必要なのかという人生設計が重要である。

2

院長がリタイアできないのは老後のフローが作れていないから

　最近、クライアントの相談で増えてきたものの１つに**「出口戦略」**がある。つまり、「歯科医師として仕事の終わりをどうするのか」というものだ。

　歯科医院の出口は次の３つしかない。それは、**「廃業」**、**「倒産」**、**「事業承継」**である。

　「廃業」と「倒産」はよく似ているが、簡単にいえば**他人に迷惑をかけずに辞めるのが廃業**で、**他人に迷惑をかけて辞めるのが倒産**である。そして、多くの先生が望む出口が３つ目の**「事業承継」**だ。

　事業承継は、いままでは**「親子間承継」**と**「勤務医承継」**がほとんどだった。親子間承継は親から子に承継する方法である。また、勤務医がいる場合にはその勤務医に継承する方法もある。以上の２つが歯科医院では王道の事業承継であった。

　しかし、最近はこれに加えて**「第三者へのM＆A承継」**が増えてきている。おそらく読者の先生の歯科医院にもM＆A業者から「あなたの医院を買いたい先生がいます」というDMがたくさん届いているのではないだろうか。このようなM＆A業者を介しての承継もここ数年で急激に増えてきた。

　出口戦略を考えるうえで、最も重要なものが**「お金」**である。そして、人とのトラブルの原因もほとんどがこの「お金」である。な

2. 院長がリタイアできないのは老後のフローが作れていないから　125

ぜならお金は「余裕」を買うためのツールであるからだ。余裕があれば人と揉めなくてよいし、買い物をするときにも悩まない。そして、「余裕」がないとリタイアも考えることはできなくなる。

しかし、目の前の牛丼に卵を付けるか味噌汁を付けるかは「余裕」があるかないかで簡単に判断できるが、将来の「余裕」についてはどうだろうか？

日本は2,000兆円という世界一の個人金融資産をもっているにもかかわらず、蓄えが足りないと思っている60歳以上の人は55.5％にも達する。そして、60歳以上で働きたい人が51％。その理由は「収入がほしいから」となっている（**図1**）。

なぜこのような現象が起こるのかというと、将来に対する漠然とした不安があるからではないだろうか。いざというときのためにお金を貯め、いざというときが来ずに死んでいく。そのため、死ぬ間際に個人金融資産が最大になってしまう。

ビル・パーキンス氏の著書『DIE WITH ZERO』では、このような状態からの脱却のため、死ぬまでにお金を使いきろうということを主張している。

たしかに、非常に面白い主張で私もその通りだと思うのだが、一点だけ大事な視点が抜け落ちている。

それは**「人は自分の死期を予測できない」**ことである。

死ぬまでに使い切ることを実現しようと思うと、自分の死期を知る必要がある。そうしないと「DIE WITH ZERO」（ゼロで死ぬ）は実現できない。そのため、出口戦略を考えるにあたっては、貯金などの金融資産を作ること以上に**「インカム」**を形成することが重要になる。

仕事をしている間は、医院からの生活費や報酬などでインカムを

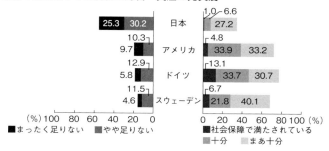

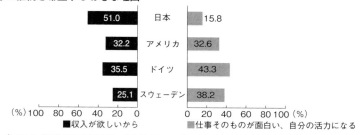

図❶　各国の老後の不安対比（大前研一：第4の波：大前流「21世紀型経済理論」，小学館，東京，2023：123．より引用改変）

毎月形成できる。しかし、リタイアするとそれがなくなるため、別の手段でインカムを形成しないといけない。毎月のインカムがない状態で自分の資産を取り崩すのはたいへんな恐怖を伴う。なぜなら、資産は減る一方になるからだ。人間の心理として、このような状態でお金を使うことは非常に大きなストレスがかかるし、おそらくいくらあっても使えなくなる。

　そこで、ライフプラン表を作成するなかで、以下のようなことを考えていくことになる。

- 何歳でリタイアしたいのか？
- リタイアしたタイミングで、いくらぐらいの貯金があればよい

のか?

- リタイアしてからのインカムはどのように作るのか?
- リタイアしてからの生活はどのような感じで、年間でどれくらいのお金が必要になるのか?
- 家族にいくらぐらいのお金を残したいのか?

これらを数値化していくことでライフプランを作成していく。

　毎年売上を上げている先生の多くは医院の目標を設定し、その目標を達成すると次の目標、そしてその目標を達成すると次の目標という具合に、どんどん目標の数値を上げていく傾向にある。もちろんこれは悪いことではない。経営者である以上、つねに右肩上がりの売上を目指していくのは当然といえる。しかし、目標である「ゴールポスト」を動かすと、いつになってもゴールすることはできない。

　これは引退の時期を決めるのにもよく似ている。最初は「60歳で引退」と言っていた先生が、60歳になると引退年齢は65歳になり、65歳になると次は70歳になる。

　ゴールから逆算で決めていく方法を「バックキャスティング法」と呼ぶが、ゴールを設定すると基本的にそのゴールは動かさないのが鉄則である。そして、たとえばそれで生涯やりくりできるのであれば、残りのお金はスタッフに還元したり、診療器材に回したりできる。つまり、将来のお金のプランであるライフプランを作ることで、「これだけあれば十分」という数字を理解でき、そのお金を他に使うこともできるということである。

　まずはこのライフプランを作って、リタイア後のお金の計算をしてみよう。そして、このままでも問題ないのか、このままだと理想の未来には届かないのかという現実を知ることからスタートするのをおすすめする。

3

院長の夢を「数値化」して
ライフプランに入れてみる

　それでは実際にライフプラン表を作ってみよう。**表1**がライフプランの例である。

　ライフプラン表を作るにあたって重要なのは、その「順番」である。たとえば、トイレに行って用を足すことを考えてみよう。この場合、まずはパンツを下ろしてから用を足すはずだ。これが逆に、用を足してからパンツを脱いだらたいへんなことになる。行動は同じでもその順番を間違えると大事故につながってしまう。

　これと同じで、ライフプランを考えるときにも「順番」がある。それは、

　　①家族の年齢、イベント

　　②支出

　　③収入

である。

　まず、家族の年齢とイベントを入れる。これは、何歳のときに家族が何歳になっているのかを数字で見える化するためだ。私の場合、妻と子どもだけでなく、私と妻の両親の年齢も入れている。なぜなら、自分たちの年齢が何歳になれば親は何歳かということをイメージしておけば、介護などの急なイベントの発生に慌てなくて済むからである。

3. 院長の夢を「数値化」してライフプランに入れてみる　129

表❶　ライフプラン表の例

（単位：万円）

西暦		残高	2025	2026	2027	2028	2029	2030	2031	2032	2033
年後			0	1	2	3	4	5	6	7	8
家族の年齢とイベント	先生										
	イベント										
	妻										
	イベント										
	子										
	イベント										
	子										
	イベント										
	イベント										
	イベント										
	イベント										
支出	生活費										
	ライフプラン資金										
	住宅資金										
	その他特別支出										
	ローン										
	自動車										
	教育費										
	イベント										
	保険										
	その他										
	支出計										
収入	給与										
	年金										
	その他										
	収入計										
年間収支											
貯蓄残高											
複利運用後貯蓄残高		％									

利回り

130　第5章　院長報酬を適正化するための「ライフプラン」の作り方

また、どのタイミングで家族にどのようなイベントがあるのかも
そこに入れておく。たとえば、大学入学や結婚など、大きな人生で
のイベントを記入していく。

　そして次に「支出」を入れていく。これは先生の夢を数値化した
ものなので、できるだけやりたいことやほしいものを数値化し、ラ
イフプラン表に入れていく。私のライフプラン表のサンプルでは、

- 生活費
- ライフプラン資金（娯楽）
- 住宅資金
- 教育費
- 自動車
- イベント
- 保険
- その他

などを入れるようになっている。

　たとえば、住宅ローンを入れることで、家のローンがあと何年で
終わるのか、年間どれくらいのお金が必要なのか、そのときに自分
たちは何歳になっているのかなどが一目でわかるようになる。

　また、歯科医師の場合、子どもが私立の歯学部に行く可能性が非
常に高くなる。その場合には、どのタイミングでどれくらいの学費
が必要になるのかを入れておく。

　ライフプラン資金（娯楽）には、先生のやりたいことや趣味など
の金額を入れておく。たとえば、

- クルーザーを買いたい
- 海外旅行に行きたい

などがあれば、ここに金額を入れる。

3. 院長の夢を「数値化」してライフプランに入れてみる　　131

このライフプラン表は最初に作って終わりではなく、毎年更新を
していくことになる。なぜなら、計画どおりに進むことは少なく、
その時々に応じて上方修正や下方修正をしないといけないことも出
てくるからだ。

　人間は年とともに食事を食べられる量も減ってくる。そのため、
「お腹いっぱい」の量は年齢によって減ってくるのが一般的だろう。
私自身、若いころはコース料理でも最後まで美味しくいただけたが、
最近ではデザート近くになってくると食べるのがけっこうしんどく
なってくる。

　ライフプランも同じで、「やりたいこと」や「ほしいもの」も年齢
とともに変化してくるのが一般的だ。私も昔はライフプラン表に
「フェラーリ」や「クルーザー」が入っていたが、すでにそれらは削
除されている。

●支出を断捨離する

　あとは「生活費をどうするか」という部分。当たり前の話だが、
いくらインカムがあってもそれ以上に支出があるとどんどんお金は
なくなっていく。そのため、リタイア後の支出を考え、もし不足が
出そうであれば「断捨離」がおすすめである。自慢ではないが、私
はほとんどファッションにお金を使わない。家族との外食も１ヵ月
に１度あるかないか程度。しかも近くの回転寿司などだ。腕時計も
一時期興味があったが、いまでは時計すらしていない。

　別に我慢しているわけではなく、これが普通になっているので何
の苦労もないし、ほしいとも思わない。ブランドものを身につけて
いる人はお金持ちではなく、そのぶんお金がなくなっている人たち
である。支出を断捨離すれば、毎月のインカムを増やさなくても暮
らしていける。

4

現役時代とリタイア後の
収入を入れてみる

　そして最後に、ライフプラン表に**「収入」**を入れていこう。

　現役時代についての収入は非常にわかりやすい。個人経営の歯科医院であれば毎月生活費として取っている数字を、そして、医療法人の場合には法人からもらっている役員報酬の年額を入れる。

　ここでのポイントは**「手取り」**を入れることである。たとえば、医療法人からの役員報酬が年間2,000万円あったとしても、そのお金が個人に残るわけではない。ここから社会保険料や所得税・住民税などが差し引かれるので、その部分を考慮した「手取り」を入れなければならない。報酬額によって税率や社会保険料は異なってくるが、報酬の３割ぐらいが税金等で差し引かれることが多いため、ここでは「報酬×0.7」ぐらいの金額を入れておくとよい。この現役時代の収入は、自分がリタイアを考えている年齢まで金額を入れていく（**表1**）。

　次に、リタイア後の「収入」をライフプラン表に入れていく。

　リタイア後の収入としてまず考えられるのが公的な年金である。ただし、ここで大きな問題が**「ほとんどの先生が自分がもらえる年金額を知らない」**ということである。

　これがわからないと人生設計はまず不可能である。そのため、ここでは公的年金の金額をお伝えしていきたいと思う。

4. 現役時代とリタイア後の収入を入れてみる　133

表❶　毎年の給与を収入に入れていく

（単位：万円）

収入	給与	1,050	1,500万円×0.7（手取り）など							
	年金									
	その他									
	収入計									

　まず、個人経営の歯科医院の先生の公的年金は**「国民年金」**になる。歯科の約8割は個人事業主であるため、多くの先生が将来もらえる年金はこの「国民年金」となる。

　国民年金は、40年間支払い続けると満額が受給できる。2024年現在、満額受給できた場合の国民年金は月額68,000円となっている。つまり、年額約80万円だ。奥様も同様に満額が受給できるのであればこの金額は2倍の約160万円となる。この金額を65歳から受け取ることが可能となる。なお、国民年金は早めにもらう「繰り上げ受給」や、遅めにもらう「繰り下げ受給」があるが、私の場合これらは考慮していない。また、将来この国民年金は目減りする可能性もあると考えているため、私のライフプランでは受給額の80％で計算した金額を入れている。

　しかし、おそらく多くの先生はこの国民年金だけでは生活していけない。

　リタイアを考えたときに必要なのは、リタイア後の**「インカムの帯」**である。歯科医院からの収入がなくなる以上、それ以外の「インカムの帯」をどのように形成していくのか、というのが非常に重要になってくる。この「インカムの帯」が複数あると、リタイア後のお金の心配が大きく減少する。

　それでは、個人経営の歯科医院の院長は、国民年金以外でどのよ

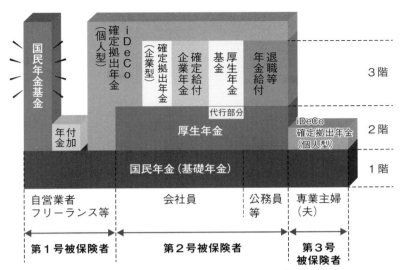

図❶　国民年金基金の仕組み（国民年金基金HP〔https://npfa.or.jp/study/lesson4.html〕より引用改変）

うな「インカムの帯」が考えられるだろうか。

　私がまずおすすめしているのが**「国民年金基金」**である（図1）。

　国民年金基金は、国民年金で不足する年金を補う目的で加入する公的年金である。国民年金基金は国民年金同様、全額個人の経費（所得控除）になるうえ、老後の年金の上乗せとしてリタイア後のインカムを形成してくれる優れものだ。

　これとよく似た制度で**「iDeCo（個人型確定拠出年金）」**というものがある。iDeCoも国民年金基金同様、国民年金で不足する年金を補うために加入するものであり、こちらも全額個人の経費（所得控除）となる。

この国民年金基金と iDeCo は併用することは可能だが、合計で月額68,000円（75,000円に改正予定）までしか拠出（積み立て）できない。それでは、個人事業主である歯科の先生はどちらを選ぶべきだろうか？

　私の個人的な意見としては**「国民年金基金」にオールイン（全掛け）**である。

　その理由は2点ある。

　まず1点目が**「計画の立てやすさ」**である。

　国民年金基金の場合、加入したタイミングで将来もらえる年金額が決まる。これに対して、iDeCo は加入したタイミングでは将来の年金額はわからない。運用実績によって増えたり減ったりするからである。そのため、人生設計をするうえでは「国民年金基金」のほうが計画を立てやすい。

　2つ目の理由は、「国民年金基金」には**「終身」タイプ**があるからである。「終身」というのは「生きているかぎりずっと」という意味で、終身タイプの国民年金基金は生きているかぎりずっと年金として受けとり可能となる。これに対して iDeCo は原則「終身年金」ではなく「一括受け取り」もしくは「確定年金」として、期間限定での分割受取となる。

　ライフプランを作るにあたって「お金がなくなる不安」を解消しないかぎり、安心してお金を取り崩していくことは不可能になる。そのため、終身でお金が入ってくる「国民年金基金」はライフプラン作成上、非常に大きな安心材料となる。

　国民年金基金にはいろいろなタイプがあるが、「長生きリスク」に備えるためには、**終身タイプ一択**となる。また逆に、早く亡くなってしまうともらえないリスクも考えると**「保証期間」**が付いている

終身タイプを選ぶとよい。

「保証期間」とは、その期間の支払は保証してくれるので、たとえば66歳でなくなってしまっても１年しかもらえないことにならず、保証期間の残りの期間分の年金はその後、奥様などが代わりに受け取れる（**図２**）。

それでは、国民年金基金加入でどれくらいリタイア後のインカムを形成できるだろうか（**図３**）。

たとえば、30歳の男性ドクターがＡ型にフルで加入したとする。国民年金基金の加入上限は月額68,000円、１口目が10,900円、そして２口目からは１口5,450円なので、（68,000円 − 10,900円）÷5,450円 ＝10.4となるので、２口目以降は10口入れる。つまり、月額の掛け金は10,900円＋5,450円×10口＝65,400円となる（68,000円までの残りの枠でＡ型以外にも加入は可能）。

この場合、60歳まで加入すれば、65歳から毎月２万円＋１万円×10口＝12万円、年間で12万円×12＝144万円の国民年金基金を受け取ることが可能だ（図３ａ）。これを夫婦で加入すればこの倍、つまり年間で288万円の「インカムの帯」を生きているかぎり作ることができる。そして、この数字をライフプラン表に入れていく。

同様に、40歳の男性ドクターがＡ型にフルで加入したとする（図３ｂ）。国民年金基金の加入上限は月額68,000円、１口目が13,515円、そして２口目からは１口4,505円なので、（68,000円 − 13,515円）÷4,505円＝12.09となるので、２口目以降は12口入れる。つまり、月額の掛け金は13,515円＋4,505円×12口＝67,575円となる。

この場合、60歳まで加入すれば、65歳から毎月1.5万円＋５千円×12口＝７万５千円、年間で７万５千円×12＝90万円の国民年金基金を受け取ることが可能だ。夫婦で加入すればこの倍、つまり年間で

4. 現役時代とリタイア後の収入を入れてみる　137

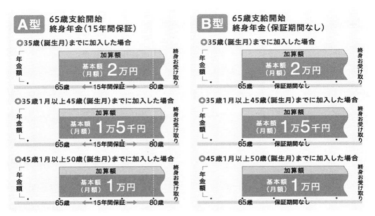

図❷a　国民年金基金の種類①（国民年金基金 HP［https://npfa.or.jp/system/type_benefit.html］より引用）

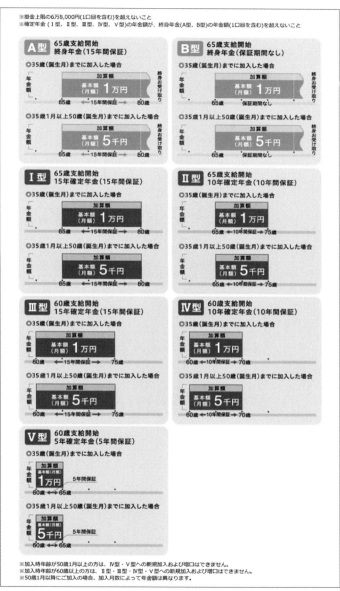

図❷b 国民年金基金の種類②（国民年金基金 HP［https://npfa.or.jp/system/type_benefit.html］より引用）

4. 現役時代とリタイア後の収入を入れてみる

加入時年齢	1口目			2口目以降							
	年金月額基本額	終身年金		年金月額基本額	終身年金		確定年金				
		A型	B型		A型	B型	I型	II型	III型	IV型	V型
29歳1月～30歳0月	2万円	10,450	9,500	1万円	5,225	4,750	3,635	2,510	3,915	2,705	1,405
30歳1月～31歳0月		10,900	9,910		5,450	4,955	3,790	2,620	4,085	2,820	1,465
31歳1月～32歳0月		11,380	10,350		5,690	5,175	3,955	2,735	4,265	2,945	1,530

【単位：円】

図❸a　国民年金基金の掛金例（30代男性）

加入時年齢	1口目			2口目以降							
	年金月額基本額	終身年金		年金月額基本額	終身年金		確定年金				
		A型	B型		A型	B型	I型	II型	III型	IV型	V型
39歳1月～40歳0月	1万5千円	12,735	11,625	5千円	4,245	3,875	2,950	2,040	3,180	2,195	1,140
40歳1月～41歳0月		13,515	12,345		4,505	4,115	3,130	2,165	3,375	2,330	1,210
41歳1月～42歳0月		14,385	13,140		4,795	4,380	3,330	2,300	3,585	2,480	1,285
42歳1月～43歳0月		15,360	14,040		5,120	4,680	3,550	2,455	3,825	2,645	1,370

【単位：円】

図❸b　国民年金基金の掛金例（40代男性）

180万円のインカムを死ぬまで作ることができる。

　つまり、30歳のときに夫婦で国民年金基金に加入するのと、40歳のときに加入するのでは、年間でもらえる年金額が100万円ほど変わってくる。

　ちなみに、将来もらえる国民年金基金については、毎年送られてくる国民年金基金の控除証明に記載されてあるので、何口加入した

かわらないという先生はそちらでも確認が可能だ。

　この**国民年金基金は国民年金の上乗せの商品のため、厚生年金加入者は加入できない**。そのため、個人事業主から法人化して医療法人になると、院長自身も国民年金から厚生年金の加入になるため、国民年金基金への加入資格はなくなってしまう。ただ、それまで積み立てていた国民年金基金はもらえるので無駄にはならず、同様に65歳から受給することが可能となる。この場合の金額は、3の倍数の年齢のときに国民年金基金から送られてくる書類を確認するか、直接国民年金基金に電話で問い合わせをすれば金額を確認できる。

　また、法人化された先生は法人化後の年金は**「厚生年金」**となる。厚生年金は国民年金の上乗せ部分であり、厚生年金に加入していれば自動的に国民年金にも加入しているということになる。そして、給与額によってこの厚生年金の天引き額は異なり、また、厚生年金の加入月数によって将来もらえる年金額は変わってくるため、簡単には計算できないようにみえる。しかし、これを簡単に調べる方法がある。それが**「マイナポータル」**である。

　現在、マイナンバーカードがあれば「マイナポータル」というアプリで、将来もらえる年金額を試算可能である。マイナポータルのアプリからマイナンバーカードをスキャンし、「おかね」→「年金」をクリックすると「年金の記録を確認する」という部分がある。ここをクリックすれば、いままで加入してきた年金記録や将来の年金を試算できる。

　ちなみに、この年金額の試算には国民年金部分も含まれて表示されているので注意が必要だ。厚生年金は現在65歳から受給可能であり、こちらの数字もライフプラン表に反映させていくことになる。

　このように、国民年金や国民年金基金、厚生年金の将来受給でき

4. 現役時代とリタイア後の収入を入れてみる　　141

る金額を知っておくことで、リタイア後の人生設計が大きく前進する。60歳になるまでにリタイアするのであれば、それまでの加入期間で計算をすればどれだけもらえるかが計算できるだろう。

　なお、厚生年金は仕事をずっと続けて給与を一定以上もらっている場合には、65歳になっていても受給ができないので、生涯現役で収入があればこの厚生年金がもらえない可能性があることも理解しておきたい。

5

「試算表」ではなく
「資産表」を作ってみる

　ライフプラン表に「現役時代の収入」、「リタイア後の収入」を入れられれば、今度はそれ以外の**臨時の収入**を入れていく。

　代表的なものとしては**「退職金」**だろう。個人経営の場合には自分で自分に退職金を支払うという概念がない。そのため**「小規模企業共済」**などの制度を活用して、自身の退職金を積み立てている先生が多いであろう。また、**「経営セーフティ共済（倒産防止共済）」**などの制度を活用している場合、その解約金も臨時の収入として考えられるかもしれない。それ以外にも民間の生命保険会社の商品などを活用して退職金を準備していることも考えられる。たとえば、小規模企業共済であれば加入月額と退職までの月数がわかれば計算できるだろう。

　退職金については、リタイアするタイミングにその金額を入れておく。退職金は通常の給与等よりも税金は低いが、それでも金額が大きいのでその税金等は加味しておく必要があり、税金等を20％ぐらいと仮定して、退職金の80％を手取りとしておくのがよいと思われる。

　それでは、医療法人の場合にはどれくらいを退職金として受け取れるのか。

　これはもちろん税法上損金に計上できる上限額があるが、それよ

5.「試算表」ではなく「資産表」を作ってみる　143

りもその退職金として支払うお金をどのように準備するのかのほうが重要である。一昔前までは、この退職金を民間の生命保険会社の生命保険を活用すれば、経費（損金）を作りながら退職金の形成が可能だったが、最近は税制が変わり経費を作りながら退職金を形成するのが難しくなってきている。そのため、計画的に退職金の原資を医療法人でプールしなければならなくなってきた。

個人のライフプランを計画する場合には、このライフプラン表とあわせてセットで作成してほしいものがある。それが「**資産表**」である。

通常、「しさんひょう」といえば「試算表」を指し、医院の貸借対照表と損益計算書を毎月表した表のことをいう。しかし、ここでは「資産表」、つまり、**個人の資産がいくらあるのかを表にまとめたもの**である。

たとえば、先生はいま個人の資産がいくらあるのかを聞かれたときにすぐに答えられるだろうか。

通帳に入っているお金ぐらいはわかるかもしれない。ただ、それ以外でもっている資産なども現在価値として表にまとめておくべきである。

「小規模企業共済」などは現在どれくらいプールされているのか、「経営セーフティ共済」などで積み立てたお金は現在どれくらいのお金になっているのか、株式や投資信託は現在の時価にするとどれくらいになっているのか、保険で積み立てているお金はどれくらいになっているのかなどをエクセルにまとめておく。

この「資産表」を作ることで、現在の個人金融資産の残高を一目で理解できる。

歯科医院の現金や預金といった資産は、歯科医院の「貸借対照表

（B/S）」を見ればわかるのだが、個人の資産がいくらかは、このような表を作成していないとわからない。また、この資産表があれば、たとえば相続などについても、このままだとどれくらいの相続税が発生するかなどを計算することが可能となる。

　この資産表を作れば、いまある金融資産の残高に毎年のライフプラン表のプラスマイナスが入り、その年の金融資産残高になっていくという計画を立てられる。そして、この資産表は年に2〜3回見直しが必要で、毎年この時期に作成するというルールを作って、そのときの個人資産を計算してみる。そして、その資産表の金額とライフプラン表を見比べ、大きな差異が出ていないか毎年確認する。もし計画に大きな差異が出ているのであれば、ライフプラン表の金額を修正し、現在の資産額を入れていく作業を行うことをおすすめしている。

　もちろん、ライフプランどおりに人生が進めばそれが一番だが、人生にはいろいろなことが起きることも事実である。そのため、そのライフプラン表を毎年修正し、現在の資産額をもとに将来を計画することで、より現実的な計画を立てられるだろう。

COLUMN

リタイア後の公的年金以外のインカムを
どのように形成するか？

　多くの歯科医師は、公的年金だけではリタイア後の支出を補いきれないだろう。その場合、一般的には現在の預貯金を取り崩していくのだが、毎月口座のお金が減っていくことはたいへんな恐怖である。するとどうなるか。結局、お金をもっていても使えなくなるのだ。

　「日本人は死ぬときが一番お金持ち」と言われることがあるが、それはお金が増えることなく減る一方であれば、お金を使えないことを意味している。

　私は将来、もし仕事を辞めても、お金にケチケチした生活をしたくない。たとえばお祝い事があったときには、祝儀をいくらにするのか、孫が家に遊びに来たときにお小遣いをいくらあげるかなどで悩みたくない。しかし、おそらく人間の心理としては、どんどんお金が減っていく状態であれば、きっとこのようなことを気にしながら生活していくことになると思う。

　そのため、大切なことは実は塊のお金を作る、つまり貯金をすることではなく、つねにインカムが入ってくる状態を作ることなのではないだろうか。もちろん、生涯現役であれば医院からの収入があるが、リタイアを考えた場合には、公的年金以外の「インカムの帯」を作ることを早いタイミングで検討していったほうがよい。それでは、公的年金以外のインカムを作る方法はどのようなものがあるのか、以下にその一部をご紹介する。

1．日歯年金や保険医年金を活用する

　歯科医師の場合、歯科医師会や保険医協会などで加入できる「日歯年金」や「保険医年金」などが活用できる。利回りはそれほど期待できないし、経費（所得控除）にもならないものの、毎月天引きで引き落とされることで知らない間に年金を形成できる商品である。

2．不動産を賃貸する

たとえば、法人化していて土地建物を個人で所有している場合には、リタイア後はその診療所の土地建物を後継者（医療法人）に貸し付けて不動産所得を得るという方法がある。また、不動産を購入して賃貸すれば、毎月の定期的なインカムを得ることができる。

なお、診療所を後継者に賃貸する場合は原則毎月の収入が見込めるだろうが、それ以外の投資として行う不動産賃貸は、将来その不動産の価値が目減りすると同じような賃料が入ってこないというリスクが存在することも考慮したい。

3．配当や利子で暮らす

資産運用ができれば、配当や利子を毎年のインカムとする方法もある。ただ、毎年同じように配当や利子を得られるかどうかは非常に不安定であるので、これをベースにライフプランを作るのはあまりおすすめしない。また、医療法人の理事長は、国民年金基金には加入できないが iDeCo には加入できる。ただし、個人事業主の iDeCo の掛金上限は月68,000円（75,000円に改正予定）だが、医療法人の理事長など厚生年金加入者の iDeCo の上限は月23,000円（62,000円に改正予定）と低くなっている。

理事長の iDeCo の拠出（積み立て）は所得控除にもなるので、他で資産運用をするのであれば、iDeCo で運用したほうがよい。また現在、資産運用は新 NISA なども活用できる（**表1**）。こちらは所得控除がないので毎月の節税にはならないものの、運用益が非課税になるなどの恩恵があるため、こういった税制優遇のあるものを使ってインカムを形成していくのも1つである。

4．民間の生命保険会社の個人年金に加入する

民間の生命保険会社の個人年金も活用することで、リタイア後のインカムを形成できる。なお、生命保険は「生命保険料控除」という所得控除があり、これは、「一般分」と「個人年金分」に分かれて

表❶ 新・旧 NISA 制度の比較

	旧 NISA 制度		新 NISA 制度	
	一般 NISA	つみたて NISA	成長投資枠	つみたて投資枠
制度併用	不可		可能	
年間投資上限額	120万円（一般 NISA 選択時）		360万円	
	120万円	40万円	240万円	120万円
生涯非課税限度額	600万円	800万円	1,800万円（うち成長投資枠1,200万円）	
売却時の限度額	—		買付額分の投資枠再利用可能	
非課税保有期間	5年間	20年間	無期限	
制度実施期間	～2023年末	～2042年末 新規買付：～2023年	2024年～（恒久化）	
対象年齢	18歳以上の成人		18歳以上の成人	
買付方法	スポット・積立	積立	スポット・積立	積立
対象商品	株式・投資信託・ETF	投資信託	株式・投資信託・ETF	投資信託

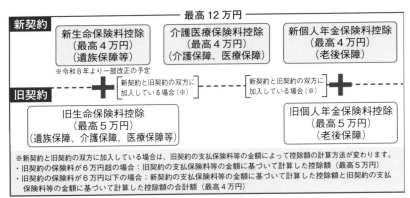

図❶ 生命保険料控除の仕組み（国税庁 HP より引用改変）

いる。こちらは加入時期により、5万円もしくは4万円という上限があるものの、一般の生命保険料とは別で控除を取れるため、もし「個人年金分」の生命保険料控除の枠を使っていないのであれば、所得控除をフル活用できるという意味でも検討してみるとよいだろう（**図1**）。

あいはら歯科・矯正歯科

【大阪府大阪市】

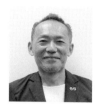
相原克偉
Katsuyori AIHARA

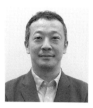
大野裕之
Hiroyuki ONO

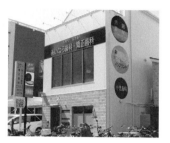

事例 03

歯科医師人生を俯瞰して引退後の人生をプランニングする

DATA

所在地	大阪府大阪市都島区友渕町3丁目-1-28
総面積	297.3㎡（1階:48坪、2階:18坪、3階:24坪）
ユニット	14台
スタッフ	歯科医師7名（常勤4名、非常勤3名）、歯科衛生士17名（常勤13名、非常勤4名）、受付・歯科助手8名、歯科技工士1名
患者数	1日120名
診療時間	月～金　9：00～12：00、14：00～19：00。土　9：00～13：00。休診日は土曜午後・日曜日

予防・プチ矯正・訪問歯科診療を柱に

「あいはら歯科・矯正歯科」は2024年3月、相原克偉先生から大野裕之先生へ医院継承が行われた。まず「地域密着型の中規模歯科医院」を築いた相原先生に話を聞いた。

「もともと妻の伯父が開業していた歯科医院を妻の祖父が継ぎました。私は32歳で大学病院を辞めて祖父の歯科医院に勤め、40歳のときの移転を機に祖父が引退したので、いまの医院名に屋号を変えました。ですから実は私が継承の3代目、大野先生が4代目なんです」

医院がある場所は、大阪の中心・梅田から5kmほどだが、最寄り駅から離れた大規模マンションが建ち並ぶ住宅街である。患者層は、午前中は高齢者、昼過ぎは主婦、夕方は子ども、夜はサラリーマンがおもに来院し、全世代にわたる。

「診療は、勤務医たちが得意分野を分けながら全分野をカバーしていますが、とくに"予防"、"プチ矯正"、"訪問歯科診療"が柱です。予防については、歯科衛生士が1時間に1人、担当の患者さんのメインテナンスをしています。矯正については、審美的な要望が大きくなることを予測して、安価で早く終わる"プチ矯正"を打ち出しました。その後、患者さんが高齢化してきたので、訪問歯科診療（摂食・嚥下）がホームデンティストとしての義務だと思い、始めました。この3本柱に力を入れて、それなりの医院ブランドを創れたかなと思います。そして、私が引退したいま、4本目の柱として、新しく院長になった大野先生が小児歯科に力を入れています」

相原先生は国立大学工学部に進学した。当初、歯科医師になるつもりはなかったそうだ。

「学生時代はバンド活動をしていてプロを目指し、レーベルからの誘いもありました。歯学部へ行けば親も許してくれ、あと4年はバンド活動をできると思い、大学4年のときに転部しました。レーベルとは契約直前でし

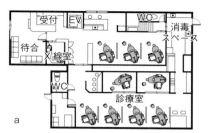
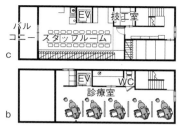

▲あいはら歯科・矯正歯科の見取り図（a：1階、b：2階、c：3階）

たが、仲間との方向性の違いもあり、最終的に歯科医師になりました」

祖父からの継承は、案外スムーズだったという。

「継承時、祖父は80歳直前。86歳まで一緒に仕事をしたのですが、機材が古かったり患者さんも少なかったのですが、祖父は私たちに対して一切口出しをせず、温かく見守ってくれていました。ですので、コツコツ頑張っているうちに、口コミで医院の評判が高まりました」

その後、隣接する土地を購入し、医院を移転した。

「エレベーター付きの3階建て医院が完成したとき、すごいものを建ててしまったと焦り、そのころから真剣に経営を考えました（笑）。42歳のとき、歯科医院の経営セミナーに参加して、初めて『経営はおもしろい』と感じ、マーケティングやスタッフマネジメントについても徹底的に勉強しました。その後は患者さんもスタッフも増え続け、歯科医院の売上も規模も順調に伸びていきました」

そうして、地域密着型の中規模歯科医院となることを目指したそうだ。

「保険中心でも満足してもらえる歯科医院を目指しました。難しい症例は大学病院や専門家に任せようと考えました（線引きは大切）。予防はリピート率が上がり、かつスタッフのやる気も上がります。歯科衛生士の雇用と雇用維持がポイントになりますから人件費率は高いのですが、収益は上がっています。収益が上がるところに力を入れつつ、トータルのバランスや先

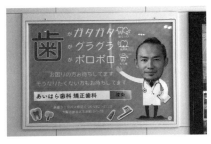

◀最寄り駅に掲げられた広告看板。地域密着型の中規模歯科医院として患者さんが集まる

を見ながらブランド力をつけることを考えるのが、重要だと思います。目標は『100年続く歯科医院』です。継承するところまで、責任をもって医院を成長させられたと思います」

「60歳で歯科医師引退」を決意

相原先生は、自身のリタイア時期を60歳と決め、逆算して医院の経営計画を立てた。

「44歳のとき、山下先生と知り合ったのがきっかけでした。節税のために生命保険に加入した際、退職金の話になり、『引退する時期を決めないと』と思い、一般企業と同様の60歳を引退の年齢に設定しました。そして5年後、10年後、15年後と時間軸を分けて真剣に考え、自分の将来の準備をするようになりました。後継者はバランスを考えて『15歳下』と決めて探しました。大野先生はほぼその年齢で、当院では15年働いています。院長を勤務医に継承できれば、スタッフも慣れているので働きやすいし、患者さんも慣れた医院で治療を継続できてうれしいはずです。『絶対、事業継承は成功する』という確信があって、60歳での引退を決心できたのだと思います」

大野先生には早いタイミングで「継いでほしい」と意思表示したと語る相原先生。そのころを改めて振り返る。

「こちらが本気を示し、安心できるレールを作ってあげないと継ぐほうも不安でしょう。具体的には、私の人柄も知ってもらいつつ、大野先生が40

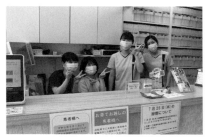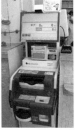

◀受付と自動精算機

歳のときに、法人の理事になってもらいました。同時に大野先生の退職金の積み立ても始めました。また、スタッフにも60歳で辞めると伝え、引退する2〜3年前から医院経営にはいっさい口を出さずに、私が担当する患者さんも減らしました。引退間近では医院に行くのは週3回くらいで、求人面接やスタッフミーティングにも参加しませんでした。ときどき口を出したくなることもありましたが、そこはこらえました（笑）」

引退後のやりたいことや生活費を考え、準備をしてきた。

「始めたのは投資です。歯科医院の売上は、ユニット台数でだいたい決まってしまいますので、自分が将来、得られる収入は予測できます。役員報酬を貯めても退職後に必要な金額に達しないことがわかり、足りないぶんを投資で補おうと考えました。ローリスクローリターンでコツコツ長期間投資し、いまではかなり増えています。また、コロナ禍で外出できなかったとき、必要以上にたくさんのお金を持っていてもあまり意味がないことに気づき、残りの人生のお金に対する執着はなくなりました」

無償譲渡は珍しい。M&Aで事業を譲渡することは考えなかったのだろうか。

「事業をM&Aで譲渡すると仕組みを変えられたり、スタッフを入れ替えられてしまう可能性があります。いまのスタッフにいまと変わらず働いてもらいたい気持ちが強かったので、売却は考えませんでした」

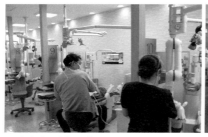 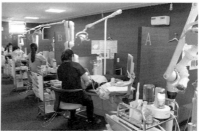

▲診療室の様子（左：1階、右：2階）

「人生やることリスト100」のススメ

　退職年齢が近づくと、やはり退職はもっと先にしようと、引退時期が後ろにずれていく歯科医師も多い。その理由は引退して居場所がなくなることが怖いからというものがあるが、そういったものはなかったのだろうか。

　「やりたいことが漠然としていると、自分の居場所がなくなって怖いと感じるかと思いますが、私にはやりたいことがたくさんあります。やりたいことが多すぎて時間が足りないくらいです（笑）。自分が将来やりたいことがあれば、院長という立場に固執しなくてもよいのではないかと思います」

　若いころからやりたいことがたくさんあった相原先生。60歳で辞めると決めたときに、「人生やることリスト100」を作った。

　「実現したのはまだ少しです。ゴルフ、ダイビング、釣り、登山、秘境・世界遺産巡りなどアクティブなことをやりたいです。リタイアを60歳と決め、それをもとに70歳、80歳をイメージしてきたので、これから先、少しも心配ありません。これがたとえば58歳で急に60歳で辞めると決めたとしたら、リタイア後をイメージできず、不安ばかりでしょう。ただ、男性の平均健康寿命は約72歳（平均寿命ではない）で、元気にアクティブに活動できる時間は有限です。後悔の少ない人生を送るためにも、自分の幸せな瞬間を想像しながら目標に向かって現役時代に必死で働き、資産運用して

引退後のセカンドライフを充実させることが、ライフプランを立てるうえで必要だと思います」

　現在、相原先生は、「人生やることリスト100」を消化しつつも、講演会・ボランティアにも取り組んでいる。

　「歯科衛生士をサポートするための講演会を行ったり、児童福祉施設で歯磨き指導を行っています。今度、みんなでモンゴルに歯科ボランティアに行く予定ですが、いろいろなかたちで歯科業界に恩返しできればと思っています。自分の人生のビジョンをできるだけ早く考えて計画を立て、実現する。何事も準備があってこそ、うまくいくと思います。大切なのは、友だち、講習会、勉強会、歯科雑誌・一般雑誌、書籍などからたくさん情報を仕入れて、いかに早く準備して実現するか。情報収集は重要です！」

100年続く歯科医院へ、勤務医にバトンタッチ

　大野裕之先生との出会いは、勤務医からの紹介だったと語る相原先生。

　「私のセミナーを受講された先生方に継承者の紹介をお願いしたり、歯科医師向け雑誌に後継者募集の広告を出したりしましたが、最終的には勤務医からの紹介で入った大野先生が、後継者として働いてくれることになりました。後継者が見つかるまで4年ぐらいかかりました」

　では勤務医として入った大野先生は、継承の話をどう受け止めたのか。

　「32歳でそろそろ開業かなと思っていたのですが、一番仲がよかった同級生から紹介された歯科医院に勤務したところ、継承を打診されました。正直なところ、『本当なの？』と思いましたし、『タダでもらえるならいいかな』と、最初は軽いノリでした（笑）」

　医院を引き継いで半年。怖いくらい順調だという。

　「相原先生はカリスマ性があるので、引退を機にスタッフが数人退職するのではと心配していました。ですが、みなさん残ってくださり、順調に引き継げたかなと思っています。経営については細かく教えてもらったこと

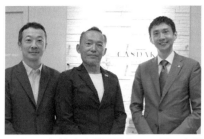

▲「100年続く歯科医院」への想いを相原先生（中央）、大野先生（左）から取材した山下氏（右）

はなく、相原先生の背中を見ながら学びました」

　これからの医院の展望を語る大野先生。

「いま0歳と3歳の子どもがいます。子どもが生まれたこともあってか、4本目の柱として、小児歯科に力を入れたいです。これからの日本を背負ってくれる子どもたちの歯を健康にしていくことが、私にできることだと思います。そこから小児のMRC矯正に繋げていきたいとも考えています。そうして、『100年続く歯科医院』へ私も尽力できればと思います」

（取材・編集部）

ライフプランは引退の10年以上前に作成する

　相原先生は「60歳で歯科医師引退」宣言をされ、有言実行でリタイアされた。歯科業界で60歳といえばまだまだ現役バリバリで仕事をしている先生がほとんど。そのようななか、本当にリタイアして事業承継をすることができた一番の理由は「引退後の計画」が、早いタイミングからしっかりと立てられていたことにある。

　ここでいう計画とは「リタイア時にどれくらいのお金があって、毎年どれくらいのお金を使えるのか」というお金の計画はもちろん、仕事がない毎日をどのように過ごすのかという「人生計画」も含まれる。

　ライフプラン表を作成するにあたっては、お金の計画だけではなく、引退後に何をして過ごしていくのかという人生計画も併せて行い、ぜひ希望するタイミングでのリタイアを実現させてほしい。　　（山下）

第6章

医院の利益を増やすための「評価制度」の作り方

1

評価制度を作る出発点は「キャリアパス制度」の作成

　本書のテーマである「人件費を上げながら利益を出す」ためには、スタッフ一人ひとりの上げる売上高である**「生産性」**が非常に重要になる。つまり、スタッフ給与に対し、その人がどれだけ医院の売上に貢献しているのかどうかである。しかし、スタッフのなかには生産性が高い人もいればそうでない人もいるだろう。いままでは、どんなスタッフでも一律昇給や賞与が支給されていた医院が多かったが、これからは「どうなれば給与がいくらになる」といった評価基準がないといけないと考えている。現に、退職理由（P.20の表1参照）を見てみても「能力・実績が正当に評価されなかったから」という項目は男女ともに上位にランクインしている。

　しかし、私の知るかぎり「この評価制度を導入すればうまくいく」というものが、歯科業界には存在していない。そもそも、いろいろな考えの人たちが働く職場において、能力や実績を正当に評価するための評価制度を作ること自体に無理がある。そうであれば、評価制度のない歯科医院はまず何から手を付けていけばよいのだろうか。

　まず、私が考えていることが、職場で働くスタッフの**「未来」**である。

　人には誰しも**叶えたい理想**があり、その理想を叶えるために仕事をしていると考える。とくに優秀なスタッフほど自分の理想を考え

ており、そして、いまの職場でその理想を叶えられないと感じると退職につながってしまう。

そのため、評価制度は**「社員の未来」**をイメージしてもらえるものでなければならない。

たとえば、われわれの事務所では**「キャリアパス制度」**というものがある。

「キャリアパス制度」とは、「どのようなことができれば、どのような職位になるのか」を示したものである。

多くの歯科医院を見てきて感じることは、歯科医院ではこの「職位」がほとんど存在せずに「職種」だけで給与が決まっていることが多いということである。

「職位」とは、いわゆる「ポジション」のことで、会社でいえば「係長」や「課長」「部長」などに相当する。これに対し、「職種」は「助手」「歯科衛生士」「歯科医師」などを指し、この職種が何かで給与がほぼ決まる仕組みになっていることが多い。

まずは職位を作ってみることから始めるのがおすすめである。たとえばわれわれの事務所では「Cクルー」から始まり、「Bクルー」「Aクルー」「Sクルー」「チーフ」「チームリーダー」「マネージャー」「チーフマネージャー」「シニアマネージャー」「執行役員」などの役職が用意されている。職位はあるものの実際は「空位」になっているものもたくさんあるが、それでよいと考える。大切なのは「どうなれば上に上がっていけるのか」を示すことだからだ。私の場合はスタッフ5名の時代にこの職位を作っていた。人数が増えてから作るのではなく、作ってから人数を増やしていくのだ。

キャリアパスの職位を作ったら、次にその「職位」になったときの特典も考えてみるとよい。われわれの事務所では役職者にはそれ

1. 評価制度を作る出発点は「キャリアパス制度」の作成　159

それ「役職手当」が付くようになっている。

このように、一般的にはポジションが上がると給与が上がるというのが特典として考えられる。しかし、これだけであれば「賃金」が目的化されてしまう。組織は「賃金のみ」をモチベーションとさせてはならない。そのため、それ以外の特典も何か考えてみるのが望ましい。たとえば、RPGゲームの「ドラゴンクエスト」でも、レベルが上がると攻撃力が上がるだけでなく、いままで使えなかった魔法が使えるようになったり、開けられなかった宝箱を開けられるようになったりするのと同じである。

たとえばわれわれの場合、「Aクルー」になると「リフレッシュ休暇」が取れるようになる。リフレッシュ休暇とは、通常の有給休暇とは別で4日間連続で休める制度である。土日の休みなどと合わせると6日間の大型連休になるので、これを使って旅行などに行くスタッフも多い。

また、次項で詳しくお伝えするが、マネージャー以上になるとスタッフの賞与を決められるようになる。このように、職位が上がるにつれてより組織の運営に近い仕事を与えていき、自分が組織の運営にかかわっているという「やりがい」を与えることが必要であると考えている。

なお、この「キャリアパス制度」は、ぜひ医院の採用ホームページなどでもアピールするとよい。われわれの事務所では面接のときに必ず志望動機を確認するが、「キャリアパス制度があったから」という回答が毎年上位に入ってきている。そして、キャリアパスは定期的に見直しや修正を加えていかないといけない。なぜなら、組織のステージが上がっていくにつれてスタッフに求めるものも変化してくるためである。最初から完璧を目指して作ると絶対に完成しな

いので、とりあえずは簡単なものでもよいので作成することをゴールとし、その後、運用しながら修正していけばよい。

2
幹部スタッフに賞与を決める権利の一部を委譲する

「キャリアパス制度」の次に作成すべきが「評価制度」である。評価制度とはスタッフの能力や貢献度を評価し、それを報酬や昇級などに反映させる制度のことをいう。

評価制度を作成するにあたって考えないといけないのは「平等」と「公平」である。

まず「公平」について、以下の例を考えてみる。

- 子どもたちが全員同じスタートラインに立ち、同時に走り始める
- 私（山下）がプロテニスプレーヤーの錦織 圭選手とテニスでガチの試合をする

このように、公平とは「機会」が「平等」に与えられている状態のことを指す（機会平等）。しかし、これであれば足の遅い子は絶対に1位になれないし、私は絶対に錦織選手に勝てない。

これに対して、「平等」の例は以下のようになる。

- 足の遅い子どもを前から、速い子どもを後ろからスタートさせて、全員を同時にゴールさせる
- 私（山下）が錦織選手とテニスをするが、1ポイントでも取れば私の勝ち

このように、「結果」が「平等」に与えられている状態のことを指す（結果平等）。これであれば、足の遅い子も1位になれる可能性も

あるし、もしかすると私もラッキーで勝つこともあるかもしれない。

　橘 玲氏は著書『無理ゲー社会』のなかで、『5歳の子どもであっても、（足の速い子が1等になる）不平等を容認するのに対し、（足の遅い子が優遇される）不公平は「ずるい」と感じることがわかっている。つまり、人が理不尽だと思うのは「不平等」ではなく「不公平」である。』と述べている。

　そして、評価制度を作成する一番の目的はこの「不公平感」をなくすことである。つまり、「好ましい行動ができている人は評価され、好ましくない行動をしている人は評価されない」ことを評価制度を通じて実現していくことが重要になる。

　たとえば「役職手当」。一般企業でも通常役職が高い人のほうが給与は高くなる。そのため、役職の階段を作って、その役職になれば役職手当を付けるという評価制度はおそらく不公平だとは思わないはずだろう。

　もちろん、「なぜあの子がマネージャーなの？」という不公平感はどうしても出てくるので、これを「キャリアパス」で補うようにする。キャリアパスで「どのような状態になれば、その役職になるのか」を明確にしていかないといけない。

　また、これは女性に多いが、役職が上がるなど昇格することをよしとしない人も一定数存在する。女性は男性に比べて「他の人たちと違う」ことをおそれることが多く、そのため、自分だけ役職が付いたのを嫌うこともある。人はそれぞれ理想が違うわけで、それぞれが納得できる最大公約数的な評価制度を作り、それと賃金をどう結びつけるかが、評価制度作成の最も難しいところである。

　評価制度を作るには「望ましい行動」と「望ましくない行動」を明示してあげないといけない。ちなみに、われわれの事務所の評価

【昇格・昇給・賞与等人事評価に関する方針】

●加点評価する項目の一例
- 各人別売上高（各人の数字に責任をもつ）
- お客様からの紹介、新規契約の売上高、付加価値の増加
- 月次資料、決算のスピード、正確性
- 社内の生産性向上への寄与度
- プロジェクトの参加数、そのプロジェクトで上げた成果
- 幹部評価による加点（数字以外で事務所に貢献したポイント）

●減点評価する項目の一例
- 経営計画書に記載されてある行動がなされていない場合
- 遅刻、欠勤（電車遅延による遅刻を含む。電車遅延で約束の時間にいつも遅れる担当者をクライアントはどう思うかを考えるとわかるはず）
- 解約、クレームなど
- 税理士賠償を含む金銭的な損害をお客様や事務所に与えた場合

図❶　当事務所の評価制度

制度は**図1**のようになっている。そして、これらを昇給や賞与に反映させる仕組みである。

　多くの歯科医院では院長が一人で昇給や賞与を決めていることが多いと思うが、われわれの事務所では、数年前から私だけでなく「幹部メンバー」とのミックスで昇格や賞与を決めている。

　私も数年間は自分だけで昇格や賞与を決めていた。しかし、明確な評価基準もなかったため、賞与の時期や昇給の時期は非常に苦痛だった。そこで、評価の一部を幹部に手伝ってもらうようになり、精神的に非常に楽になった。私は基本的には数字や各人別の売上などをベースとして評価を決めていく。そして、幹部はその数字に表れない部分の評価をポイントを付けて決めていく。

　中小企業の経営者が絶対的な権力をもっている理由は「人事権」、

つまり、給与を決める権利をもっているからである。もちろん、権利には責任がセットになるのだが、私はこの権利を幹部メンバーに下ろしていく必要があると思っている。

　また、人数が増えてくるとトップ一人だけで全員を評価することが難しくなってくる。また、複数の医院を展開していれば、なおさらその人たちの評価を院長一人で行うことはほぼ不可能になる。そのため、評価は幹部にも手伝ってもらうことをおすすめしたい。

　新一万円札の肖像にも選ばれた渋沢栄一は、著書『論語と算盤』において**「道徳経済合一説」**という理念を打ち出している。**企業の目的が利益の追求であったとしても、その根底には道徳が必要であり、経済活動においては「道徳」と「利益」はどちらも重視すべきものであり、どちらが欠けてもならない**という考え方である。また、この論語の思想は「孔子」からきており、君主（国のリーダーなので医院では院長）は**「仁、義、礼、智、信」**という５つの価値観を身につけなければならないとしている。

　幹部も人事権をもつ場合には、院長だけでなく幹部やリーダーもこのような価値観を身につけていかなければならない。本当であれば経営者やリーダーは社員がかわいいので罰したくなどないはずである。しかし、それでは社員は成長しない。「信賞必罰」という言葉があるように、よい行いには報い、悪い行いには罰するという覚悟をもって人事にあたっていく。そして、そのためにはまずその５つの価値観を身につけていくことが重要であると思われる。

2. 幹部スタッフに賞与を決める権利の一部を委譲する

3

人事評価で大事なことは
すべて息子のドラクエから
学んだ

　「ゲーミフィケーション」という言葉がある。

　仕事や学習などゲームの要素を本来の目的としないものにゲーム性を取り入れることで、エンゲージメントやモチベーションを高められるというものである。

　私の中学3年生の息子はゲームが大好きで、放っておいたら何時間でもゲームをしている。しかし、私も昔はファミコンのある友だちの家に遊びに行ったりしていたので、実は人間を動かしているものはこの「ゲーム性」なのではないかと思っている。

　ある日、息子がゲームでひたすら単純作業を繰り返していることがあったので、なぜそんなことをしているかと尋ねると「トロフィー（ゲーム中にある条件を達成すると得られる実績のこと）が取りたいから」ということだった。別にトロフィーを取ったところで美味しくもないしお金にもならない。それなのに、その楽しくもない単純作業を延々と繰り返しているのだ。

　ダニエル・ピンク氏の著書に『モチベーション3.0』がある。ピンク氏によると、コンピューター同様、社会にも人を動かすための基本ソフト（OS）があるという。それは、時代とともに以下のように変化してきている。

　▪モチベーション1.0（生理的動機付け）：生存（サバイバル）を

目的とする人類最初の OS。

- モチベーション2.0（外発的動機付け）：アメとムチ（信賞必罰）に基づく、与えられた動機付けによる OS。ルーチンワーク中心の時代には有効だったが、21世紀を迎えて機能不全に陥る。
- モチベーション3.0（内発的動機付け）：自分の内面から湧き出る「やる気！」に基づく OS。活気ある社会や組織を作るための新しい「やる気！」の基本形。

スタッフが「給与が少ない」と思うのは「嫌なことをやらされている」と感じているためだ。そのため、強い組織を作るためにはこの「モチベーション3.0」である**「内発的動機付け」**が必要になってくる。つまり、「やらないといけないからやる」のではなく「やりたいからやる」工夫をしていく。そのための1つがこの「ゲーミフィケーション」であると考えている。

もちろんスタッフが豊かになるために賃金を上げていく必要はある。しかし、賃金だけ上げればよいわけではない。また、スタッフからしても「賃金」がモチベーションのすべてになってはいけない。それであれば、そもそも息子がゲームにドはまりする理由がない。

メガネチェーン「OWNDAYS」代表取締役会長の田中修治氏は著書『大きな嘘の木の下で〜僕が OWNDAYS を経営しながら考えていた10のウソ。〜』のなかで、ゲーミフィケーションの要素として次の5つを挙げている。

- **成長**
- **育成**
- **バトル**
- **収集**
- **交換**

たとえば、「ドラゴンクエスト（ドラクエ）」や「ポケモン Go」などの大ヒットゲームには必ずこの5つの要素が入っている。世界中に散らばっている「ちいさなメダル」を集めたり、それを最強武器と交換できたり、強い敵と戦ったり、レベル上げをしたり、仲間を育てたりというのが、これにあたる。

　仕事でも、このような要素を取り入れ、「ゲーム性」を高めることは可能である。

　たとえば役職が上がったり、昇給したりするのは、いわゆる「レベルアップ」である。ドラクエでもレベルが上がるとレベルアップ音が流れるが、自分がレベルアップしたかどうかを可視化できるようにしなければならない。

　たとえば、われわれの事務所では年に1回、給与明細とは別に「昇給明細」を作成している。最近は給与明細も電子化されてきており、毎月明細をチェックしないスタッフもいるかもしれない。そうすると、自分が昇給したことにすら気づかない可能性がある。せっかく院長は昇給させてあげたと思っていたのに、それに気づかれないなんて悲しすぎないだろうか。作成していない先生はぜひ作成することをおすすめしたい。

　また、「キャリアパス制度」は「成長」を可視化するためのツールである。ドラクエでも、あと経験値がいくら貯まったらレベルが上がるのかなどがわかるが、それと同じである。そして、さらにレベルが上がると「上位職」になれたりする。これは、いわゆる「役職者」である。

　われわれの事務所では「役職者」になった場合には、全社ミーティングで辞令を出して表彰する。また、役職者になると社章の色がシルバー、ゴールドと変化していく。ドラクエでもレベルが上がると

168　第6章　医院の利益を増やすための「評価制度」の作り方

レベルアップ音が流れるのと同じで、いつの間にか勝手にレベルが上がっているゲームなんてつまらないのだ。

　他には、われわれの事務所では社内だけで使える「レッツ」という社内通貨制度がある。これは、「サンクスカード」といって、誰かに感謝したときに渡すカードを10枚集めると1レッツと交換できる。このレッツはさまざまな商品と交換できるので、たくさんの感謝を集めた社員は得をすることになる。これもゲーミフィケーションの一環である。

　また、われわれは担当者各人ごとの売上も一覧表になっており、誰が一番売上を上げているのか、なども見える化されている。これはゲーミフィケーションの「バトル」になり、仲間とのよい意味での競争になればよいと考えている。

　最近ではチーム制の「セミナー」も開催した。チーム長だけを私が指名し、勝手に仲間を集めてチームを作る。そして、そのチームでどこにDMを送るかを決めて自分たちでセミナーの運営から講師まですべてを行う。これもゲーミフィケーションを意識した取り組みの1つである。

　このように、仕事にゲーム性を取り入れることで、毎日のたいへんな仕事が少しでも楽しくなればと考えている。経営者は社員の「内発的動機付け」を高めるために、賃金以外にもこのような工夫をつねに考えていかなければならないのだ。

4

インセンティブを
ベースにした評価制度は
破綻する

　現在、多様化によりいろいろな考えのスタッフが増えてきている。そのため、給与制度だけで公平性を追求するのは非常に難しい。誰かにとって有利な基準は、他の誰かにとって不利な基準になる。そのため、完全な公平性を給与制度に求めるのは実は無理がある。

　代表的なものが「インセンティブ制度」である。たとえば、売上の歩合などは、売上を上げることができる歯科医師や歯科衛生士にとっては有利な制度であるが、直接売上を上げられない歯科助手や受付などの職種にとっては不利な制度になる。

　売上を上げることだけが評価されるのであれば、患者さんにとって本来必要のないことでも、売上のために行うスタッフが出てくる可能性がある。また、数字がつかない仕事はやらないというスタッフが出てきてもおかしくない。直接、売上に貢献していなくても医院の経営上なくてはならない仕事は無数にある。

　とくに歯科医療は「チーム医療」である。そのため、評価制度を間違えてしまうと、ギスギスした職場になってしまい、せっかくのチームワークが崩壊してしまうことだって考えられる。

　それでは、給与は何を基準に決めていけばよいのだろうか。

　私は、給与を決める際には以下のことを考慮しながら決めている。

①担当者のもつ顧問先の売上高から考えてどうか？

②他社や他業種に転職される可能性の面から問題ないか？

③過去数年の昇給幅から見て問題ないか？

④同期や年齢の近いスタッフと比べてどうか？

⑤年齢や家族構成から考えて適切か？

⑥事務所全体から考えて、給与総額は適正か？

この考え方は、大手税理士法人ベンチャーサポートの古尾谷裕昭先生に教えてもらったもので、いままでいろいろ考えてきた結果、この考え方に落ち着いた。

①の考え方はいわゆる**「生産性」**を基準としている。その人の上げている売上と給与のバランスが合っているかという観点から考える。

②〜④の考え方はいわゆる**「市場性」**を基準としている。とくに最近は歯科業界でも給与水準が上がっている。他の医院の給与水準が上がってきているのであれば、いままでと同じ給与であれば他の医院に転職される可能性は高くなる。そのため「他の医院であればどれくらいの給与になるのか」というスタッフの「市場性」を考えなければならない。

新しく採用するスタッフの給与を上げようとした場合によく起きることが、「既存スタッフ」とのバランスである。たとえば、他の医院での給与が上がってきているので、新しく給与を上げて採用したいと考えた場合、既存のスタッフよりも高くなってしまうことがある。この場合には、既存スタッフの給与のベースアップを行う以外に方法はない。これは定時の昇給以外で行うことも、時には必要となってくる。

⑤の考え方は、スタッフがいまの生活において**「一定水準以上の暮らしができるか」**という観点を基準としている。

たとえば、シングルマザーなどで子どもを育てているスタッフと、独身のスタッフでは生活に必要なお金は異なってくる。社員の幸せを守ることを考えると、仕事ができるかできないかだけで判断するのではなく、このあたりも考慮していかなければならない。

　そして、⑥の考え方は**「給与の全体予算」**である。当たり前の話だが、赤字が続いていているような状態であれば昇給も賞与も見込めない。

　しかし、売上が上がっていない最終的な責任はスタッフにあるのではなく、経営者である「院長」にある。野球やサッカーなどのスポーツでも同じで、誰かのミスで負けてしまったということはあるだろうが、その選手を起用したのは監督であり、最終的な責任はすべてそのチームの「監督」にある。そのため、「今年は赤字だからボーナスは出ません」などと軽々しく言ってはならない。監督として、つねに社員の給与を増やし続けることを考える責任がある。

5

歯科医院の賞与予算は
どのように計算すべきか？

　スタッフ給与を上げようと思っても、売上が思うように上がらないこともある。また、想定外の突発的な支出が出てしまうこともあるだろう。しかし、利益が上がらなかったとしても、毎月の給与を下げることは現在の日本の労働法下では非常に難しい。そのため、売上が上がるかわからない場合の未確定部分に対する人件費設計は**「賞与」**を活用すべきである。

　賞与の場合、必ず出さなければならないというわけではなく、また、金額も前年と比べて下げることも可能である。そのため、昇給に比べて自由度が高くなり、医院の業績によって変化させられる。売上を上げることを予定した賃金計画は、この「賞与」をうまく活用すべきだと考える。

　また、勤務医には賞与を出さないという医院も多いが、固定給で支給することを約束してしまった場合、全然、売上を上げられなかったとしても、その給与を支給しなければならないというリスクが出てしまう。そのため勤務医は歩合での支給が多いと思うが、勤務医についても固定給＋賞与という組み合わせが考えられる。

　また、最近の採用では、求職者が見るポイントは給与額であることが多いので、毎月の給与の比率を大きくするという採用戦略をとることもある。しかし、この場合には売上が上がらなかったリスク

5. 歯科医院の賞与予算はどのように計算すべきか？　173

は医院で取らないといけなくなってしまう。

また、賞与については明確な基準を決めるのが難しいということから、基本給×◯ヵ月ぶんと決めている医院も多い。しかし、これであれば賞与額は基本給で決まるので、基本給が低い人はいくら頑張っても賞与が増えることはない。また、この決め方であれば売上が増えようが減ろうが、基本給が増え続けるかぎり、賞与も増え続けてしまう。

それでは賞与はどのように決めていくのがよいだろうか。

もちろん、これも正解はないと思うが、参考までにわれわれの事務所での賞与の計算方法を簡単にお伝えする。

1. 賞与の全体予算を決める（表１）

まず、全体の賞与予算を決める。賞与予算は人件費率等をベースに決めていくことになるが、われわれの事務所では、前年度の賞与をベースに、粗利の増加割合を計算し、それを乗じたものを予算の枠とする。

たとえば夏の賞与を計算するのであれば、前年12月〜５月までの合計粗利額を計算する。次に、これが前期の同期間の粗利額に比べて何％増減したのかを計算する。最後にこの増減割合を昨年の夏賞与合計額に乗じたものを今年の夏賞与予算額とする。

仮に、前年12月〜５月までの粗利が1.1億円で、前期同月の数字が１億円であれば、粗利は前期に比べて10％増えていることになる。そして、昨年夏賞与の合計額が300万円であれば、今年の夏賞与の予算は300万円×1.1＝330万円となる。つまり、粗利が増えていなければ賞与の予算枠も増えないことになるし、減っていれば昨年よりも賞与の予算は減ることになる。

本来であれば税引き前利益をベースに計算したいところだが、利

表❶　賞与の計算方法

単位：千円

	12月	1月	2月	3月	4月	5月	累計	
前期								
①売上	6,000	5,900	7,500	6,000	6,300	5,900	37,600	
②変動費	1,200	1,000	1,400	1,000	1,200	1,100	6,900	
粗利（①－②）	4,800	4,900	6,100	5,000	5,100	4,800	30,700	③
当期								
①売上	6,200	7,200	6,300	6,300	6,700	6,000	38,700	
②変動費	1,100	1,400	1,200	1,100	1,300	1,100	7,200	
粗利（①－②）	5,100	5,800	5,100	5,200	5,400	4,900	31,500	④

半期粗利上昇率　④÷③　103%　　　昨年夏賞与　1,000,000　　　当期夏賞与原資　1,030,000

益をベースに計算すると固定費の増減によって賞与額が変動してしまう。たとえば、今年は院長が高額なインプラントセミナーに参加していたとすると、利益をベースにすればそのぶんだけ、賞与の原資が減ってしまう。そのため、われわれの事務所では夏冬のボーナスについては、粗利をベースに昨年とどれだけ増えたか減ったかをチェックし、それを昨年の賞与予算にプラスマイナスして決めている。

2．各人ごとの賞与額を決める

　賞与の予算枠が決まったら、それを院長計算分と幹部計算分に分配する。たとえば、300万円の予算があったとして、院長計算分が70％、幹部計算分が30％であれば、210万円の割り振りを院長が、90万円分の割り振りを幹部が行うことになる。

　われわれの場合、所長計算分はおもに売上など各人の成績数字と次章で説明する「経営計画書」の遵守度合いなどをもとに決めており、幹部計算分は数字に表れない事務所への貢献をポイント化して振り分けている。そして、最後にその2つを合算したものが各人の賞与として決定する。

5．歯科医院の賞与予算はどのように計算すべきか？　175

直接、クライアントを担当していない内勤社員も「内部振替」というかたちで、売上をもっている担当者からの振替で売上数字が決まる仕組みになっている。また、ポイントについては新入社員でも同じように振り分けられるので、積極的にプロジェクトなどに参加していろいろなことに貢献している社員と、そうでない社員はポイントに大きな差が付いてくる。

　逆に、賞与をそれほど重要視していなければ、プロジェクトへの参加などは不要となる。これはこれで個人の考えなのでどちらがよいというわけではない。10人いたら10通りの考え方を尊重し、それを賃金に反映させていく工夫が必要になる。

3．人数が増えると一人あたりの賞与原資が減る

　賞与は、全体予算を働いている社員で分配するため、人数だけが増えて粗利が増えていなければ、一人あたりに分配される賞与は少なくなる。また、入社1年未満の社員がいる場合、その人の賞与は前述の計算式とは別で予算をつける。というのも、入社1年未満の社員はいきなり売上を上げるなどの活躍が難しく、新入社員の賞与も前述の予算から捻出しようと思うと、他の人の賞与分配が減ってしまうためである。

　賞与の計算方法は、医院によってさまざまだと思うが、ぜひわれわれの事務所の賞与計算の考え方もご参考になれば幸いである。

伊藤歯科クリニック

【兵庫県西宮市】

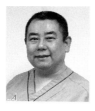

伊藤尚史
Takashi ITO

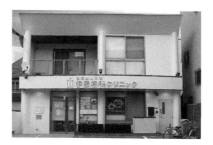

事例 04

ユニット8台で年商4.4億円 高収益短時間診療が叶える みんなの幸せ

DATA	
所在地	兵庫県西宮市甲子園町3-2-4
総面積	241㎡（1階：38坪、2階：35坪）
ユニット	8台
スタッフ	歯科医師7名（常勤4名、非常勤3名）、歯科衛生士14名、歯科技工士2名、放射線技師1名、受付助手4名、滅菌技士4名
患者数	1日70〜90名
診療時間	8:30〜12:00、13:30〜17:00。休診日は日曜日・祝日

キーワードは「生産性」

　高校野球の聖地「阪神甲子園球場」の隣に伊藤歯科クリニックがある。院長の伊藤尚史先生は、病院口腔外科勤務医、実家の歯科医院での勤務を経て、先輩から引き継ぐかたちで2005年に開業し、2013年に現在地に移転した。一般的に歯科医院のユニット１台あたり年間売上は約2,000万円とされるなか、伊藤歯科クリニックは１台あたり年間5,500万円、８台で年商４億4,000万円という圧倒的な生産性を誇る。しかも、診療は17時で終え、日曜・祝日休診という短時間体制で、この実績を上げている。

　「開業当初より、患者・スタッフとともに幸せなクリニックにしたいという強い想いがありましたが、簡単ではありませんでした。治療の質とスタッフの労働環境の両立はとても難しいと実感しています。無理がたたって、スタッフが全員入れ替わる苦い経験もしました。そこで、クリニックが目指す方向をスタッフに理解してもらえるよう、医院理念を明確にしました」

　医院理念を「伊藤歯科クリニックはお口の健康を通してあなたの人生を豊かにします」と掲げ、患者さんには安全で質の高い治療、スタッフには働きやすい環境と成長機会を提供している。こうした理想を実現するためには、安定した利益と高い生産性が不可欠だったそうだ。

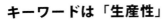
▲伊藤歯科クリニックの医療理念

　「お口の健康のためには、治療技術を上げるだけでなく、予防体制の充実が大切です。一方、メインテナンス枠

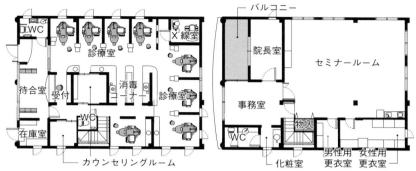

▲伊藤歯科クリニックの見取り図（左：1階、右：2階）

の拡大でユニットが埋まるようになると、治療枠が不足し、売上が伸び悩みました。そこで、規模拡大で問題解決を図ったものの、単純にユニット数を増やすだけでは、生産性向上には至りませんでした。そこで、『生産性』をキーワードに時間あたりの治療単価向上と効率化、DX（デジタルトランスフォーメーション）の積極活用で新たな経営モデルを模索することにしました」

1．なぜ効率化が必要なのか──「利益」を原資とする幸せの循環

　スタッフに十分な報酬や教育機会を提供し、患者に最新・最良の治療を届けるには、利益を生み出す仕組みが欠かせない。そして、生産性向上で得た利益は、治療設備やスタッフ給与、研修、さらなる改善への投資へ回す。こうした循環が医院全体の幸福度を高め、結果として患者満足度とリピート率の上昇、さらには紹介患者の増加へと繋がっているそうだ。

　「開業当初より、予防歯科の重要性をいち早く認識しましたが、当時の保険点数の低さとメインテナンス枠の拡大で売上が伸び悩んだ経験が、『高付加価値治療』へのシフトを促しました。また、セラミック治療や成人矯正・小児矯正など、より質の高い治療を患者に選択してもらうためには、患者さんに対する理解を深める『カウンセリング』の強化が鍵となりました」

２．治療の質を上げる──患者さんの想いを聴き取るカウンセリング

　単なる売上至上主義に陥らず、患者さん自身が納得して治療を選ぶ仕組みが、医院の「質」を底上げする。そのため、患者さんの想いを徹底的に聴き取るカウンセリング体制を導入し、治療と並行してカウンセリングを進める時間を確保した。

　「患者さんの想いをもとに治療計画を作成し、期間・費用対効果をわかりやすく伝え、保険外診療や短期集中治療の価値を理解してもらうことで、自然と高付加価値の治療が選ばれるようになりました。うれしいことに『よく話を聞いてくれる歯科医院』として、紹介患者さんも増えました」

　こうして保険診療中心だった診療構成に変化が生まれた。単価が上がることで、一人ひとりのスタッフやユニットあたりの生産性が向上した結果、予約でパンクせずとも十分な収益を確保でき、診療時間を短縮しても売上を維持・向上することが可能となった。

　「子育てをしているスタッフが増えてきた10年前、地域の保育園事情に合わせ、業界に先駆けて午後５時までの診療時間に短縮しました。すると、朝８時に子どもを保育園に預け、午前８時25分の朝礼に参加し、午後５時25分の終礼後、午後６時までに子どもを迎えに行けるような働き方が可能になりました。そうして、スタッフの離職がとても少なくなり、スタッフ募集に困ることもなくなりました」

３．デジタルシフトによるDX推進──効率化のエンジン

　効率化をさらに加速させたのがDXの積極な促進である。

　「口腔内スキャナやデジタル技工を取り入れ、セラミック治療の治療期間を短縮しました。また、矯正治療をインビザラインによるマウスピース矯正に変えてデジタル化しました。床矯正、ワイヤー矯正では私１人で診断と治療をしたため負担が重かったですが、インビザラインを導入してからは、スタッフ主体で対応可能となり、私は診断に専念できるようになりました」

　院内運営でもDXが進む。

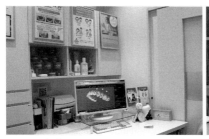
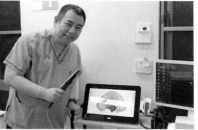

▲インビザラインによるアライナー矯正が「高付加価値」のカギを握る

「ペーパーレス運用可能な電子カルテシステム『With』（メディア）の導入、診療ノートをペーパーレスにする iPad アプリ『MetaMoJi Dental eNote』(MetaMoji)、電子マニュアル『Teachme Biz』（スタディスト）を導入して、院内から『ペーパーの保管場所』と『スタッフが収納したり探し出す時間』を削減しました。また、院内コミュニケーションツール『Chatwork』(Kubell)の導入とともに、指揮系統の確立のため"識学"を取り入れ、スタッフのコミュニケーションコストと管理コストを削減しました。そうして、上司・部下間の報告・指示がシンプルになり、迷う時間・答え合わせの時間を大幅に削減し、スタッフそれぞれが本来の仕事に専念できるようになりました」

4．選択と集中──インビザラインを軸とした経営戦略

開業当初より、全分野の治療技術を上げることが大切と考えてきたそうだ。

「矯正・セラミック補綴・予防だけでなく、自費の義歯、インプラントにも力を入れてきました。矯正治療も、床矯正だけでなく、さまざまな手法を学んできましたが、矯正治療の患者さんが増えるにつれて、患者さんの傾向が変わってきました。女性・子どもの割合が増え、矯正治療も、最初からマウスピース矯正を希望する患者さんが増えてきました。一方で、私自身、50歳を超えてから、広い分野の治療を行い続けることを負担に感じてきました。また、スタッフ教育の面でも、広い分野をサポートするため

の教育がたいへんになっていました。そこで、治療内容を自分が好きな分野に絞り、矯正治療をインビザラインに一本化することにしました。加えて、ターゲットの患者さんである女性・子どもを意識して『ママとこどもの歯医者さん』というグループに入りました」

意識的に「選択と集中」を行うことで、スタッフも楽になったそうだ。

「治療の種類が減って覚えることが少なくなり、器具の種類も減りました。また、不要な機器は処分してスペースが生まれました。加えて、患者さんに提案する治療の種類が減ったことで、結果的に自費の成約率が上がりました。そうして、ユニット１台あたりの売上が劇的に向上したのです」

５．DX でさらなる効率化──AI 診断、AI 電話、LINE 予約、Web 問診

診療面では歯列矯正の AI 診断ソフトを導入し、診断の手順を大幅に短縮できるようになったそうだ。

「患者さんの関心がある初診後１週間以内での診断説明を実現し、成約率を高めることに成功しました。また、矯正治療補助として自宅で歯列を撮影するスマホアプリ『Dental Monitoring』（デンタルモニタリングジャパン）の AI 診断を導入し、患者さんはほとんど来院することなく、遠隔で経過観察と指導を行えようにしました。必要なときだけ来院する態勢ができたことで、チェアータイムが節約できたばかりでなく、大幅に矯正治療期間が短縮し、効率的なアポイント管理が実現できました。当初、年間50人の矯正患者さんを引き受けるのが限界でしたが、現在では同じユニット数で年間300人の患者さんの矯正治療を完了できるようになりました」

大手一流企業を真似て、予約、受付業務にも DX を推し進めた。

「公式 LINE や Web 問診票、AI 電話を導入し、受付スタッフの負担が軽減しました。患者さんはスマホから簡易的に予約・問診が可能になり、来院時にはすでに情報が揃っているため、待ち時間も短縮されましたね。さらに、キャッシュレスやオンライン決済の推進により、会計事務の時間も圧縮できました。スタッフはより『人にしかできない業務』に集中でき、

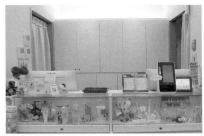 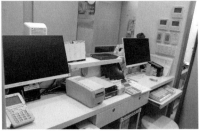

▲受付。DXを促進し、ストレスフリーかつ効率的な職場環境が整った

患者対応の質を向上させています」

効率化がもたらす「みんなの幸せ」

　医院理念を決めてから18年、いまも毎朝朝礼で医院理念を唱和している。
「当院の『伊藤歯科クリニックはお口の健康を通してあなたの人生を豊かにします』という医院理念をいま改めて考えると、患者さん、スタッフ、クリニックがともに豊かになる未来を創るためには、効率化による生産性の向上が不可欠でした。生産性向上による利益は、スタッフの給与アップや教育投資に使用しています。さらに、働きやすい環境は優秀な人材を引き寄せ、組織全体のスキル・モチベーションを向上させられています。患者さんには質の高い治療、『この医院で治したい』と信頼と満足を感じてもらえていると自負しています。一方で、当院のノウハウをシェアするため、２階の研修室で『歯科伊藤塾』を毎月開催しており、たいへん好評です」
　高付加価値とDXが創る未来へ想いを馳せる伊藤先生。
「院内の診療態勢が確立し、私は２～３ヵ月に一度程度、海外への視察・研修に出張できるようになりました。海外で感じることは、日本よりも歯科医療の進歩が早いこと、そして、ほとんどの国の歯科医院が日本よりも生産性が高く、院長やスタッフの給与水準が高いことです。ユニット８台で年商４億4,000万円という数字は、世界的にみればそれほど高い数字では

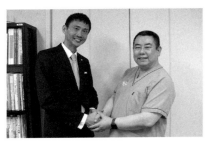

▲取材を終え、山下氏（左）と固い握手を交わす伊藤先生（右）

ありません。これまでの取り組みから、日本でも高付加価値の治療とDXによる効率化で、海外と比べても遜色なく、十分な収益を上げられることが実証できたと考えています」

　予約がつねにいっぱいでないと経営できない状態から脱し、「短時間診療・適正予約・高収益」という新たなモデルを実現した伊藤歯科クリニック。「患者・スタッフ・業界の三方善し」を目指す取り組みは、歯科医療における価値創造の可能性を秘めている。

（取材・編集部）

ユニット1台あたりの生産性を上げていく

　給与を上げるには、売上が上がっていかないといけない。一方、歯科医院の売上は「単価」×「数」で決まる。そのため、ユニットを増やさず売上を上げるためには、「自費率を上げていくこと」、そして、システムなどを活用して「ユニットあたり患者数を増やしていくこと」が挙げられる。以上の2つを達成することで、ユニット1台あたりの売上（生産性）が上がっていく。伊藤先生はこれを達成している非常によい事例である。

　一般的にユニット1台あたりの生産性は2,000万円ぐらいといわれるが、工夫次第でその倍の売上を上げられるのであれば、非常に夢があるのではないだろうか。もちろん売上を増やすことが「正義」ではないが、人件費を増やそうと思うと売上を増やさないといけないのも事実である。ぜひ、高い給与水準の実現のため、「高付加価値」化に取り組んでみてはいかがだろうか。

（山下）

第7章

人件費を上げつつ、
利益を増やしたいなら
「経営計画書」を作りなさい

1

院長は毎月「経営計画書」を考える時間をとりなさい

　歯科医院の院長はほとんどが**「エースで４番の監督」**である。つまり、院内では一番たくさんの患者さんを診て、売上も一番上げ、さらに医院の経営も行っている。MLBのロサンゼルス・ドジャースに所属する大谷翔平選手は二刀流で知られているが、通常、バッターはバッター、ピッチャーはピッチャーと役割が分担されている。もちろん、監督が選手を兼ねていることはまずあり得ない。しかし、歯科医院経営においては、院長がすべてをこなすマルチプレイヤーであることがほとんどだ。

　逆にいうと、プレイヤーとしての役割が大きいため、院長が経営者としての仕事にかける時間がどうしても少なくなりがちになる。

　経営者はいまの売上を作りながら未来の売上を作る人でなければならない。また、つねに組織をよくしていく気持ちをもち続け、環境整備を行っていかなければならない。

　環境整備でわれわれが最もおすすめしているのが**「経営計画書」**の作成である。経営計画書というと通常は売上や利益などの数値計画をイメージするが、われわれの作成している経営計画書はそうではない。会社のルールやビジョン、福利厚生などをまとめた会社の**「ルールブック」**である（**図１**）。

　これと同じようなものに「就業規則」がある。しかし、就業規則

は労働法をベースに作成されており、決して社員が読みやすいようには作成されていない。そのため、大切なことはすべてこの「経営計画書」に記載して、組織内にそのルールを浸透させていく。

ちなみに、先生は世界で最も売れている書籍をご存じだろうか。

それは「聖書」である。

キリスト教が普及した理由は、この「聖書」があったからだと思っている。つまり、哲学や制度は文字言語化されていないと伝わらない。

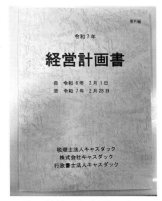

図❶　弊社の経営計画書

また、「以前にもこれ言ったよね？」、「いえ、聞いていません」というやり取りはできれば避けたい。何度も同じことを言うのは苦痛でしかない。これもルールが文字言語化されていないことによって起きることである。また、スタッフの人数が増えてくると、毎回同じことを伝えないといけないのも非常に効率が悪くなる。そのため、**医院の考え方や哲学などは文字言語化する必要があり**、それをまとめたものが「経営計画書」になる。

高校の数学の授業で習った、「ベクトル」、「力の大きさ」を思い出してほしい。

たとえば、**図２**の①の場合、力の大きさは黒線の長さになる。②の場合も同様である。つまり、社員のベクトルが同じ方向を向けば向くほど、その力は強くなる。逆に、④のように逆を向いている人がいれば、その力は大きくマイナスになる。つまり、社員のベクトル（傾き）はできるかぎり同じに揃えないと、力が効果的に発揮さ

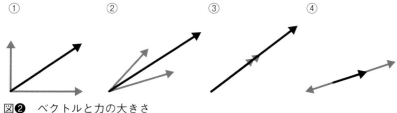

図❷　ベクトルと力の大きさ

れない。そして、このベクトルを合わせるためにも経営計画書を作成することが必要になる。

　また、経営をしているとときどき信じられない行動を起こす社員が出てくる。たとえば、われわれの事務所の事例でお恥ずかしい話だが、仕事が始まってからコンビニにパンを買いに行き、パンを食べながら仕事をした社員がいた。まさかそんなことがと思うかもしれないが、院長にとっての常識は、他の人の常識ではない可能性がある。そのため、このようなびっくりするようなことが起これば、二度と起きないように経営計画書に付け加えていくことになる。こういったことをどんどん盛り込んでいくと、経営計画書はどんどん厚みを増していく。

　また、賞与や昇給についてもしっかりと経営計画書に書いておく。スタッフからみれば「賞与は当たり前に毎年もらえるもの」だと思っている。そのため、賞与が出ない場合はどういった場合なのかをしっかり明記しておかないといけない。こういった小さなボタンの掛け違いの重なりでスタッフが退職してしまうのは非常にもったいない。

　それ以外にも、スタッフは「業績がよい＝自分のおかげ」だと思うし、「業績が悪い＝院長が悪い」と思うものだ。こういったこともできれば経営計画書で教育していかなければならない。

歯科医院でも、最近、「識学」というマネジメントの学問を取り入れたいという先生が増えてきている。識学で有名な安藤広大氏（株式会社識学 代表取締役社長）によると、識学とは「意識構造学」という学問からとった造語で、経営者・マネージャー・部下、すべての社員が無駄なストレスなく、自らの役割に集中できる組織を作り上げ、成果を上げるためのマネジメント理論となっている。

　識学には**「姿勢のルール」**と**「行動のルール」**という２つのルールが存在する。

　まず「姿勢のルール」とは、挨拶や身だしなみ、あるいは出社時間といった、直接は業績に連動しないものをルール化したものである。これに対し、「行動のルール」とは、売上目標や訪問件数、歯科医院なら新患数やリコール率など、業績に直結するものとされている。また、能力に関係なく、やろうと思えば誰でもできることが「姿勢のルール」、能力と連動するのが「行動のルール」ともいえるだろう。

　たとえば、「姿勢のルール」である身だしなみは、10年選手も昨日入った新入社員も、守ろうと思えば誰でも守れるルールになる。できない理由はないので、「姿勢のルール」を守れなかった場合は、しっかり指摘しなければいけないことになる。

　一方、「行動のルール」に属する「売上目標」は、個々人の能力やキャリアによってできるかできないかの差が生じる。したがって、「行動のルール」の未達者を厳しく責めると相手は落ち込むばかりになる。できなかったことを責めても仕方がないので、その要因を特定して改善につなげていかなければならないということになる。

　経営計画書もこの識学の「姿勢のルール」を定めたものに近いものがある。10年選手であっても同じように守らないといけないルールだからだ。

1. 院長は毎月「経営計画書」を考える時間をとりなさい　189

また、経営計画書は「就業規則」的な役割も果たす。就業規則だけではなく、医院独自の福利厚生などもこの経営計画書に盛り込んでいく。しかし、いくら制度があったとしてもそれはうまく機能しない。なぜなら、その制度を作られた土壌である「風土」を一緒に形成していかないといけないからだ。つまり、**「制度」と「風土」はセットで作らなければならない**ということである。

　よく、経営計画書を作ってもうまく運用できない医院があるが、それは制度だけを作って風土が作られていない典型であろう。そして、風土を作るためにはそれらの制度を作った「意味」、つまり「哲学」がベースにないといけないであろう。

　それでは「経営計画書を作ってもルールが守られない」という場合はどうすればよいか。

　この場合の理由は２つある。

　１つは**ルールをチェックしていないこと**、そしてもう１つは**院長自身が守っていないこと**である。

　ルールを作っても、それをチェックしないとだんだんとそのルールはなくなっていく可能性が高い。そのため、ルールを作ったら、必ずそのルールが守られているかをチェックし、守られていなければ厳しく指導しないといけない。

　また、人は忙しくなると忘れるものである。そして、院内で最も忙しいのは院長なので、ルールを最初に忘れるのも院長になることがある。この場合にもスタッフに「だけ」守ってもらうのが厳しくなってしまうので、気をつけないといけない。

2

利益に興味を
もってもらうために
「決算賞与」を導入する

　私が経営計画書で歯科医院にもおすすめしている制度が**「決算賞与」**である（**図1**）。決算賞与があることで、採用媒体にも賞与は「年3回」と記載できる。おそらく売上目標は設定している医院が多いが、スタッフは利益に対してほとんど興味をもたない。なぜなら、利益が出ることで自分たちにどうなるのかがよくわからないからだ。利益に興味をもってもらうための最もよい方法は、この「決算賞与」ではないかと考えている。

　また、スタッフはすぐに「人手が足りません」と言うが、人を増やせば利益が減るのであれば、そのような考え方も少し抑制できるだろう。もちろん賞与は経費になるし、賃上げ促進税制の対象にも

【決算賞与】

- 年間の利益の内一定割合を決算賞与として分配する。目安は税引前利益の10％。
- 決算賞与は、事業年度終了の日において、1年以上勤務した者にのみ行う。
- 決算賞与は、業務外業務の評価に基づき行う。
- 決算賞与の支払時期は、毎年5月とする。

図❶　決算賞与

なるので大きな節税効果が見込まれる。一方、利益を出さないといけなくなるので、院長報酬も適正化することができるし、「経費という名の無駄遣い」もできなくなる。

ただ、一度始めてしまうと途中で辞めることは非常に難しくなるので、導入する場合は慎重に始めなければならない。また、通常決算を終えて利益が確定するのは翌期になるので、支給するタイミングと経費化されるタイミングがずれることになる。

たとえば、個人経営の歯科医院の場合は12月末で決算になり、利益が確定するのは確定申告時期の3月になるため、通常はその利益を見て支給することになる。また、3月決算の医療法人は2ヵ月後の5月末に申告になるので、その利益を見て支給することになるだろう。したがって、前期の利益に対する決算賞与を支給しないといけなくなるので、経費化するタイミングがずれることが多い。そのため、翌期も売上をさらに上げないと利益が出なくなってしまう。また、決算賞与が多かった場合には、翌月の社会保険料にも注意しなければならない。

前章でもお伝えしたように、われわれの事務所では夏冬の賞与は「粗利（MQ）」をベースに計算し、決算賞与は「利益（G）」をベースに計算している。

決算賞与は「スタッフ給与を上げながら利益を出す」という目的を達成するために非常に合理的な制度であると考える。しかし、もちろん大きなキャッシュアウトになるので、利益計画をしっかりと立てないといけなくなる。たとえば、借入の返済などは利益から返済していくことになるので、いくら利益が出たからといって、すべての医院が決算賞与を支給できるわけではない。ここを間違うと、利益が出て決算賞与を支払ってお金が全然残らなくなってしまうと

いう悲劇が起きる。

　加えて、決算賞与を導入すると、長期的にしか回収できないような投資について否定的な意見が出ることがある。たとえば、医院の増改築などについては長期的に見れば売上を上げるための投資になるが、短期的に見れば利益はマイナスになることが多い。そうなると、その年の決算賞与は減る可能性が高くなるので、そのような投資を快く思わないスタッフも出てくる可能性がある。

　また、医療法人の場合、戦略的に理事長報酬を高くして利益をあまり出さないようにしている医院もあると思う。しかし、利益が出なければ決算賞与を出すことはできない。また、理事長の退職金のために生命保険を活用している場合なども、利益は通常よりも圧縮されてしまう。それではこのような歯科医院は決算賞与を活用することはできないのだろうか。

　たとえば前述のような場合、理事長報酬の一部、もしくは生命保険などを「特別損失」と考えればよい。そして、決算賞与の計算については、その特別損失を考慮しない利益をベースに計算すればよい。つまり、税務申告を行う決算書上の「税引き前利益」をベースにする必要はないということである。どの勘定科目を決算賞与計算上の「特別損失」扱いにするのかは医院によって決めるとよいが、決算書上の利益が出ていない場合に決算賞与を出すことは、節税効果がなくなってしまうので注意をしてほしい。

3

「経営計画書」を
作成する手順は？

それでは「経営計画書」はどのような手順で作成していけばよい
のだろうか。

まず「経営計画書」に盛り込んでいく「テーマ」を作っていく。
われわれの経営計画書は毎年更新しているが、最初に作成したとき
には**表1**のようなテーマを入れていた。

そしてテーマが決まったら、今度はそのテーマに「制度」を作成
していく。この「制度」を作るために大切なのが**「大義」**、つまり何
のためにその項目を作っ
たのかという理由である。
たとえば、よくある相談
として次のようなものが
ある。

「当院は福利厚生制度
を充実させてきました。
しかし、大して働かない
のに権利だけを主張する
人が増え、不公平感が広
まっています」

このようなことが起こ

表❶　当事務所が最初に作成した経
営計画書のテーマ

ビジョンとミッション
社長の役割
商品戦略
採用戦略
社員に関する方針
社員の未来像
長期事業計画
財務戦略に関する方針
社員との約束
社員の守るべき事項
○年度の取り組み事項

る背景として、**「風土（文化）」**がないことが挙げられる。**「制度」にはすべて達成したい「理想」があるはず**である。この理想（目的）を経営計画書に入れていく。その「理想」が「大義」にあたり、これをしっかりと伝えていく必要がある。

たとえば、当事務所のエントランスには「ウェルカムボード」を設置している（**図1**）。このウェルカムボードについてのルールは、経営計画書に**図2**のように記載されている。

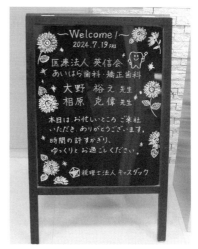

図❶　ある日の当事務所の「ウェルカムボード」

この「ウェルカムボード」が「制度」になり、「ご来社いただくお客様に感謝し、気持ちよくお時間を過ごしていただくためにウェルカムボードを記入する」というのが「大義」になる。

経営計画書で決められているほとんどの「制度」には、この「何のためにこの制度があるのか？」という「大義」が記載されている。この大義の積み重ねが組織の「風土」を形成する。

われわれの場合は**「ありがとう」という感謝の気持ちをできるだけたくさん集められる会社にしよう**という理念からこのような制度ができている。経営計画書を作り、実践していくことで組織の風土を形成していく。これが経営計画書の最大の目的である。

> **【ウェルカムボード】**
>
> ▪ ご来社いただくお客様に感謝し、気持ちよくお時間を過ごしていただくためにウェルカムボードを記入する。
> ▪ 毎月ご来社いただくお客様の医院名、お名前は、リストアップして管理する。
> ▪ お客様だけでなく、関わるすべての人に感謝をするというクレドに基づき、業者さんとの打ち合わせ時にもボードを記入する。
> ▪ ボードに記載する内容は、朝礼時に確認する。

図❷　当事務所の経営計画書に記載されている「ウェルカムボード」の制度

　歯科医院の制度で最もたいへんなのが**「産休・育休」**制度だろう。産休や育休は法律で認められているものの、女性中心の歯科医院の場合、この産休や育休はけっこうたいへんと聞く。なぜなら、育休が明けて戻ってくることが前提になるので、その間にスタッフを採用できない。

　そうすると、少ない人数で頑張らなければならなくなり、他のスタッフが疲弊してしまう。また、戻ってきても子どもが小さければ、すぐに熱を出したりしていままでと同じように勤務することが難しくなる。そうなると、そのような状態に不満を覚えるスタッフが出てきたりして、院内の人間関係もギクシャクしてしまうことがある。そのようなことがないように、これらもできれば制度として経営計画書に記載しておくとよいだろう。参考までに、われわれの事務所の産休・育休に関する経営計画書を抜粋しておく（**図3**）。

　このように、制度を取り入れる場合には必ず達成したい目的があるはずで、それをベースに制度を作らないといけない。たとえば、最近では「週休3日制」を取り入れている医院もあるだろう。

【産休・育休に関する方針】

事務所としての基本方針

- 妊娠中や復帰後だけでなく、産休・育休中でも事務所の一員として温かな対応を心がけること。
  出産前は体調不良や通院により、復帰後は子どもの保育所から呼び出されることが考えられます。
  また、一度感染症にかかると長期間休まざるを得ないこともあります。突然の休みや長期の休みにも対応できるように業務を見える化し、事務所全体でフォローしていってください。

- 仕事は所員同士の協力があって成り立っています。「妊娠しているから」または「子どもがいるから」といって、制度を使うのは当然と思うのではなく、周りの方への配慮も忘れずに利用してください。

- 事務所は、育児休業等の申出をしたこと又は取得したことを理由として不利益な取扱いをすることはいたしません。また、妊娠・出産、育児休業等に関するハラスメント行為を許しません。
  不利益な取扱いやハラスメント行為を受けたときは所長または副所長に相談ください。

図❸ 当事務所の経営計画書に記載されている「産休・育休に関する方針」

　しかし、この目的が「採用を有利にするために」ではおかしなことになる。なぜなら、その制度に「理念」がないからだ。つまり、制度を作っていく場合には理念（目的）をセットで考えなければならない。「楽に働けます」を目的にすれば、「楽に働けそうだ」という社員が集まってくるに決まっている。経営計画書を作成する最も大きな理由は、この「理念」や「哲学」を明確にし、院内に浸透させていくことである。

4

令和の数値計画は「人件費」をベースに決めていく

　経営者の一番の仕事、それはその組織で働いている人たちを豊かにすることである。

　そして、そのためにはスタッフの年収を毎年上げていく努力が必要となる。そう考えると「ここでよい」という売上は存在しなくなる。

　スタッフの年収は年齢とともに上がっていくのが理想である。院長にライフプランがあるように、医院で働くスタッフにもライフプランがあるはずだ。そして、そのスタッフが人生を通じてお金で苦労しないようにするためには、年齢が上がるにつれて年収が上がっていくのが理想である。

　そのため、数値計画を立てる場合には、人員の増加だけではなくスタッフの昇給分も計画に入れていく必要がある。他の固定費がまったく同じであっても、昇給分（年間昇給金額÷粗利率）の売上は毎年上げていく努力をしていかなければならない（図1）。

　また、中期での計画を立てる場合には、スタッフの給与から3年後、5年後を計画してみる。

　たとえば、現在のスタッフの年収は年齢の何倍になっているのかをチェックしてみる。仮に現在のスタッフの年収が年齢の10倍であれば、これを3年後や5年後には11倍、12倍を目指してみる。そして、その場合の売上はいくらにしなければならないのか、そのためには

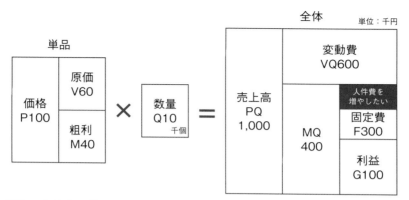

図❶　人件費を増やしたいならば、売上を昇給額÷粗利率（MQ/PQ）分、増やさなければならない

何をしなければならないのかを計画していく。

　そのほか、歯科衛生士は年収500万円以上、歯科助手は年収400万円以上のスタッフが現在何人かを計算し、それを3年後には何人まで増やしていくなどを人件費計画として入れていく。そのようにして、そこから逆算でどれくらいの売上を上げないといけないのか、そして、そのために何を行っていくべきなのかという戦略を立てていく。

　このように、数値計画についても「逆算思考」が必要になる。昭和の売上計画は「前年比○％」という前年の「売上」を基準として計画することが多かった。それが平成になると利益からの逆算で売上を計画するという医院が増えてきたように思う。そしていま、令和の売上計画は「人件費」から逆算で経営をデザインしていくことが求められているのである。

5

「経営計画書」で採用面接を差別化する方法

　最後に、経営計画書の活用方法についてお伝えしたい。

　経営計画書は全社員に配付するだけでは絶対に浸透しない。

　われわれの事務所では年始のキックオフミーティングのときに、バージョンアップした経営計画書を渡し、今年の取り組みなどについてお話しする。また、毎月月初の全社ミーティングなどで経営計画書の制度や仕事のあり方などを私から話したりもする。要は、何度も繰り返し伝え続けることが重要なのである。

　P.20の表1からもわかるように、スタッフが退職する理由は「会社の経営方針に不満を感じたから」、「事業または会社の将来に不安を感じたから」が上位にランクインしている。とくにいまの若い人たちは「自分たちの仕事が世の中の役に立っている」という感覚を求めることが多くなってきている。そのため、つねに自分たちの仕事を再定義し、**「仕事のあり方」**について伝え続けなければならない。そして、それらはしっかりと文字言語化されている必要があるため、「経営計画書」に入れ込んでいく。

　また、新入社員が入ると、先輩からこの「経営計画書」について研修を受ける。先輩社員も後輩に教えることで自分も経営計画書の内容を再確認できる。われわれの事務所では「６ヵ月研修」というものがあり、入社してから６ヵ月間は毎月の全社ミーティングで、

私が直接この「経営計画書」の内容についてレクチャーを行う。

これからの歯科業界の経営は**「理念」**で差別化を行っていくしかない。もちろん、賃金を上げていく努力は必要だが、社員の目的が「お金」になってしまうと強い組織は絶対に作れない。そのためには「経営計画書」を作成し、医院のビジョンやミッションを社員と共有していく必要がある。

経営計画書は「採用」のときにも活用ができる。たとえば、医院の理念や考え方、制度などを伝えるときにこの経営計画書があれば、それを使って説明することができる。そうすると、そういった考え方に合わないスタッフは採用前に断ってくるので、採用のミスマッチを防げるのである。逆に、医院の考え方や哲学に共感してくれる人であれば、そこまで採用時に説明する医院は皆無なので、採用を有利に進められると考えている。

本書では、賃金を上げながら利益を上げる方法についてお伝えしてきた。しかし、給与を上げるよりも大切なこと、それは「院長先生の想い」である。現在、開業している院長は誰しも最初、「このような医院を作りたい」、「このような治療をしていきたい」、「このようなことで患者さんに喜んでもらいたい」という理念があっただろう。しかし、日々の診療や経営でたいへんなことが多すぎて、いつしかそのような「想い」を忘れてしまうことがある。そのため、その想いをしっかりと経営計画書に文章化して伝えていくことが大切なのである。

毎年売上が増えている医院は、患者さんが先生の医院に魅力を感じているからである。スタッフが増え続けている医院はスタッフが医院に魅力を感じているからである。したがって、**規模が大きくな**

るということは、医院に魅力を感じてくれる人が増えているということに他ならない。

　これからの時代、やはり大切なのは「人」であり、今後ますます人の重要性は増してくる。たしかにスタッフが増えるとたいへんなことも増えるが、採用を増やして人件費を上げることは大きな社会貢献になる。ぜひ先生の医院でも経営計画書を作り、さらなる高みを目指してほしい。

わく歯科医院

【兵庫県丹波市】

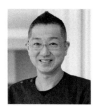
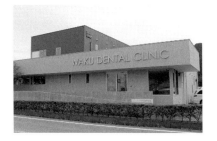

和久雅彦
Masahiko WAKU

経営指針書をもとに スタッフ全員が満足する 医院経営を行う

DATA	
所在地	兵庫県丹波市氷上町成松460-1
総面積	460㎡（139坪）
ユニット	13台
スタッフ	歯科医師5名（常勤3名、非常勤2名）、歯科衛生士11名（常勤7名、非常勤4名）、歯科助手・事務スタッフ7名、歯科技工士3名、受付3名、衛生スタッフ4名（高齢者2名、障害者2名）、保育士2名、言語聴覚士1名、管理栄養士1名
患者数	1日100～140名
診療時間	9：00～13：00、14：00～18：00（土曜は17：00まで）。休診日は木・日曜日・祝日

スタッフを変えるのではなく、自分が変わる

　豊かな自然が溢れる兵庫県丹波市に、1927年開業の「わく歯科医院」がある。院長の和久雅彦先生は3代目の院長にあたる。

　「二代目の父がいつもつまらなそうに仕事をしながら『早くここを継いで隠居させてくれ』と言うのを聞いて、幼心に『そんな面白くない仕事をよく継がそうとするなぁ。絶対、歯医者にだけはならない』と思っていました。しかし、結果的には歯科大学に進み、歯科医院を継ぐことになりました。そこで、歯科医師の仕事に誇りをもつために、意味づけを深く考えました。現在は『命の入口』『医療の上流』という観点で診療をしています。当院のコンセプトは『見つける・育てる・調和する』です。それを踏まえて、病気をただ治療するのではなく、病の（上流）原因を探り、アプローチする診療を心がけています。これを川の下流ではなく、上流にアプローチする意味を込めて、私は『上流医療』と呼び、日々診療しています」

　卒後5年目の病院勤務時代に、突然、父が急病で倒れ、残された自宅兼歯科医院を継承したとき、その環境の悪さに驚いたという。

　「2階へは四つん這いでないと上がれないような急階段。駐車場も、クーラーもありません。待合室に大きな灰皿が置いてあり、たばこの煙が充満していました。患者さんに妊婦さんや子どもがいたのにです。スタッフルームも狭く、汚く、トイレの天井が抜けたまま……」

　最初に雇った新卒スタッフに苦い思い出があるという。

　「最初に雇った新卒スタッフは、挨拶をせず、陰口ばかりで、時間になれば患者さんを置いて帰ってしまう人でした。後から入社する人もすぐに辞めてしまいます。そのうえ実家を兼ねていたので、妻からも教育ができていないと毎日なじられる始末で、私はストレスから狭心症と不整脈で倒れ、せめて自宅と職場を分けたいと約100m離れた現在地に移転しました。他方、『会社も医院もすべては経営者の姿が映し出されているだけ』と指摘され、

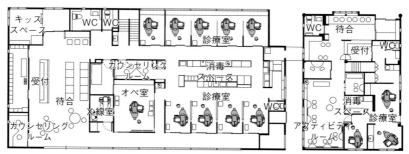

▲わく歯科医院の見取り図（左：1階、右：2階）

院長である自分を変えねばならないと企業セミナーに参加しました」

そこで、大きな学びがあったそうだ。

「『すべての源は自分にある。その医院に流れる"水"をきれいにするのは院長だけにしかできない』と言われ、雷に打たれたように感じました。それからは、朝は誰よりも早く出勤し、スタッフに大きな声で挨拶返事し、自らトイレ掃除をしました。すると、医院の"水質"が変わり、仕事に熱心でないスタッフが次々と辞めていきました。しかも、その後は水質に合った優秀なスタッフを採用できるようになっていきました。このことから、医院の水質を変えられるのは、経営者自身であり、スタッフはその水質に合った人しか来ないことを痛感したのです」

患者さんの層も大きく変わった。

「0歳からの赤ちゃん歯科から訪問歯科診療までを当院で行うことによって、見えてくるものが変わりました。そもそも、子どもの口腔の機能不全をそのままにしていたら、将来、たいへんなことになると気づいたのです。そこで、私自身はインプラント専門医ですが、小児期にアプローチできるMRC矯正を始めました」

経営理念をスタッフと共有

わく歯科医院には、"良心と愛に基づいた医療の実践を通して、関わるす

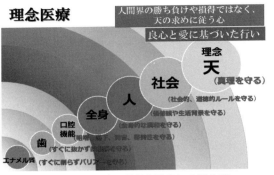

▲わく歯科医院が掲げる「理念医療」の概念図

べての人々の幸せを創造します"という経営理念がある。

「当院の経営理念は『天』が私たちに求めている姿だと、スタッフは日々の診療に臨んでいます。しかし、以前、あるスタッフから『先生の考えがわかりません！』と言われたことがありました。『予防歯科でエナメル質を絶対、守る』という反面、『歯を抜いてAll On 4にする』。そのような治療に至るまでの私の思考が伝わっていないのが原因でした。そこで自分の治療における価値観や優先順位を明確にしなければならないと図示したのが、当院の『理念医療』です」

そうして、理念に基づく医療（理念医療）の概念・考え、医院の方針、わく歯科の歴史、理念、仕事をするうえでの心得などを『経営指針書』として冊子にまとめた。これはスタッフ必携の一冊だ。

「新人スタッフには、半年かけて何度もこの冊子に基づいた理念教育を施します。私は理念を伝えることを徹底し、経営にかかわる数値は事務長に任せています」

『経営指針書』には、選択理論という心理学に基づいた基本的欲求や考え方の傾向がまとまったプロフィールが毎年更新されており、スタッフ一人ひとりの内面の違いを間違いにせず、尊重できるよう全員に公開している。

「スタッフの適材適所は、欲求の適材適所だと思っています。基本的欲求は"生存、愛・所属、力、自由、楽しみ"の要素があり、スタッフの基本的欲求を満たせる職場づくりを意識しています。たとえば、生存の欲求が高いスタッフは、医院の環境整備や福利厚生の担当に据えます。力の欲求と

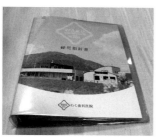
▲経営指針書。わく歯科医院のすべてが詰め込まれている

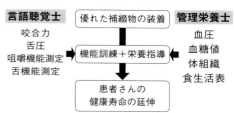
▲わく歯科医院が掲げる「歯科医療の目的」

愛・所属の欲求が高いスタッフには、幹部スタッフとして医院の目標を達成してもらうような仕事を与えることが、自己実現に繋がります。"人は変えられない"ことを前提に、欲求に応じて配置することが大切です」

ここ13年間で辞めたスタッフは1人だけだ。

「当院から歯科衛生士学校に通うスタッフは、理念教育を3年間しっかり受けてから行くので、卒業しても当院に戻り、辞めません。また、スタッフ構成に関していえば、当院では言語聴覚士、管理栄養士、保育士と多職種にわたって雇用しています。これは、私たちが造る『補綴』という道具を適切に使って、患者さんの健康寿命の延伸を図るためには、機能面、栄養面をきちんとサポートできてこそ達成できると考えるからです」

親子で働くスタッフがいることが誇り

2024年、わく歯科医院は、「日本でいちばん大切にしたい会社」大賞の厚生労働大臣賞を受賞した。

「"人が辞めないこと"と"各世代への種まき採用"が受賞理由になりました。たいへんうれしかったです。当院では障害者雇用を始め、現在、滅菌業務は高齢者と聴覚障害者のスタッフが担当しています。"人のために自分が何ができるかを探す"ことを学ぶことも多いです」

受け入れ時は、どうしたら働きやすいかをスタッフたちと考えた。

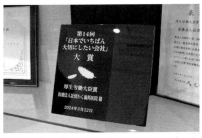

▲院長室に飾られた「日本でいちばん大切にしたい会社」の大賞を受賞した際の記念品

「各ユニットにボタンがついていて、治療が終わってボタンを押すと、聴覚障害者のスタッフの腕時計が反応します。すると、そのスタッフは滅菌コーナーにあるモニターを見て、そのユニット番号のもとへ行き、すぐ清拭します。このように、その人に応じた働き方が１つの会社に仕組みとして存在し、その人が満たされることが大切だと思います。個性の違いを違いとして認め合うには、人としての器が必要ですが、それは"（能力＋謙虚さ＋許す力）×志"で表されると考えています。"選択理論の基本的欲求"において、力の欲求が大きいスタッフは、緩い職場はストレスが溜まり、愛・所属の欲求が大きいスタッフには厳しい職場は受け入れ難いです。しかし、それぞれの欲求が満たされる仕組みを組織のなかに構築しないといけないと思うのです」

　欲求が満たされるために試行錯誤を続けているが、それでも全員を平等・公平に評価することは難しいという。

「専門職とマネジメント職は違いますし、いろいろな欲求をもった人を大切にしたいと思っているので、制度をもとに杓子定規で評価するのは難しい。スタッフに求めている"協力度"も数値化できないです。チーム医療におけるスタッフの評価の難しさを感じています。スタッフの成長を後押しする評価制度にしたいと試行錯誤していますが、今後の課題ですね」

　毎年、年末には、スタッフ一人ずつへの感謝を示した動画を和久先生が制作する。この「愛ムービー」は十数年も続けている。

「当院は"愛・所属"の欲求が強いスタッフが多いです。そのため、毎年一人ひとりに愛ムービーを制作していることが、辞めない理由になってい

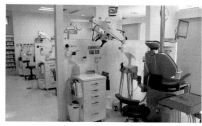 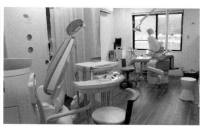

▲診察室（左）と小児用ユニット（右）

るのではないかと思います。当然、制作するには、スタッフ一人ひとりと普段から深くかかわり、よいところを見つけていかないといけません。たいへんなことも多いですが、この取り組みをしてから、スタッフが辞めなくなったように思います。なお、当院には、親子で勤めているスタッフが3組います。職場と仕事に自信がなければ、子どもを同じ仕事、同じ職場に就職させないでしょうから、これ以上の誇りはないですね」

上流医療の到達点は、自然食レストラン

　和久先生は、4年制大学への進学率が最も高い地元の高校で歯科についてのプレゼンを行っている。そのプレゼンを聞き、4年制大学に進学するはずだった生徒たちが、昨年は7人も歯科衛生士学校に進んだそうだ。

「その子たちは丹波市に帰らず、大阪、神戸、京都といった都会に残っています。でも、それでいいんです。業界の底上げのためにも、優秀な学生が歯科業界の仲間になってくれるだけで私は十分ですので」

　歯科医院の入口に『1927年開業』のプレートがある。

「100周年というバトンを偶然にもいただいたので、次の世代にバトンを渡し、末長く続く医院を創りたいと思っています」

　末長く続く歯科医院を目指す和久先生には、将来の夢がある。

「ある日、"何の制約もなかったら何をしたいのだろう"とふと考え、歯科医師にこだわる理由があるのだろうかと思ったのです。国民の健康を守る、

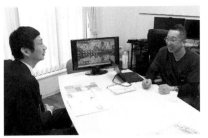
▲和久先生（右）の医院経営に向ける熱い想いを取材する山下氏（左）

国民を健康に導きたいと思えば、歯科医師だけではうまくいかないこともたくさんあります。私は子どもの不正咬合の多さも、国民の多くを悩ませる病も、すべて上流は"食"からだと考えています。だからこそ、"食"が医療の真ん中にあれば、全部うまく繋がるような気がしました。そこで、10年後、自然食のレストランを開業すると決めています。それと並行でスタッフと一緒に託児をしながら、小児を対象とした歯ならび説明会を実施して、親子と歯科医院を繋ぐことができたらとても素敵だなと思っています」

（取材・編集部）

理念を文字言語化することの大切さ

　「エビングハウスの忘却曲線」というものがある。人は覚えたことでも1日経つと74％を忘れてしまうというものだ。そのため、組織の理念など大切なことは何度も何度も繰り返し伝え続けなければならない。そして、それを実現するためには、理念を文字言語化して何度も伝えられるようにする工夫が大切である。

　和久先生は医院の理念や考えを『経営指針書』という冊子にまとめ、つねにスタッフに伝え続けてきた。また、スタッフの「基本的欲求」を全員で共有することで各スタッフの欲求の「違い」を認識し、一人ひとりと深く向き合うことで離職率の低い職場を実現してきた。

　世の中の大切なことは、たいてい面倒くさい。しかし、その面倒くさいことを愚直に実践できるかどうかが、このような圧倒的な成果を生み出している秘訣のように思うのである。　　　　（山下）

あとがき
３人のレンガ職人

　旅人が道を歩いていると道端でレンガを積んでいる職人がいた。

　その職人に「なぜレンガを積んでいるのですか？」と尋ねると、職人はこう答える。

「見ればわかるだろ。言われたままに仕方なくレンガを積んでいるんだ」

　旅人がさらに道を歩いていくと、また同じようにレンガを積んでいる職人がいた。

　その職人に「なぜレンガを積んでいるのですか？」と尋ねると、その職人はこう答える。

「俺は家族を養うためにレンガを積んでいるんだよ」

　旅人がさらに道を歩いていくと、また同じようにレンガを積んでいる職人がいた。

　その職人に「なぜレンガを積んでいるのですか？」と尋ねると、その職人はこう答える。

「実は私は、歴史に残る偉大な大聖堂を作っているのです。ここで多くの人が祝福を受け、つらいことや悲しいことから解放されるでしょう。こんなにも素晴らしい仕事に就けて、とても光栄です」

　本書では、歯科医院の給与を上げながら利益を出す方法についてお伝えしてきた。歯科医院の経営者としてもちろん人件費を増やしていくことは非常に大切である。

　しかしである。

先生はそもそも「お金のために働く」スタッフと一緒に働きたいだろうか?

　私であれば「困っている患者さんを救いたい」、「患者さんの笑顔を見たい」、「口腔内だけでなく患者さんの健康をつくっていきたい」、そんな使命感があるスタッフと一緒に働きたい。

　診療終わりギリギリにつらそうな患者さんが飛び込みできたときに、「勤務時間外だから助けたくないな。もしいまから治療するなら別にいいですけど、それって残業代出るんですか?」みたいなことばかり言っているスタッフがいる歯科医院に、患者さんは通いたいと思うだろうか。私なら絶対に通いたくない。

　また、歯科医院を開業した先生は何らかの達成したい大義があったはずだ。しかし、開業して年が経過するにつれて、その「想い」はだんだん忘れ去られてしまう。そして、その「想い」はいつしか「売上」や「利益」などの「数字」にすり替わってしまう。

　われわれは2022年に**「素敵なお金の遣い方ができる社会の実現」**という**「パーパス」**を設定した。パーパスとは「ミッション」「ビジョン」「バリュー」などの上位概念で、「企業の目的」「社会的存在意義」を意味する。「何のために企業が存在するのか」という問いに答えるものであり、われわれが仕事をする社会的存在意義になる。

　本書を出版した理由は、この「パーパス」にある。ここだけの話、仕事をしながら書籍を1冊書き切るのは地獄である。テーマを決め、目次や構成を考え、書いて、推敲するという、とてつもない時間と労力を要する。正直、前著『年商1億円医院の設計図』を書き終えたときには「もう二度と書かない」と心に誓った。

　しかし、そこから5年が経ち、歯科業界もコロナ後に環境が大きく変化してきた。とくに採用難や人件費の増加などで、お金が残ら

ない先生が増えてきている。それであれば、少しでも私のもっている知識や考え方が困っている先生の力になることで、歯科業界に貢献できるのではないかと思って本書を執筆することになった。

名著『ビジョナリーカンパニー２』では、「偉大な企業（グレートカンパニー）」を作るための法則として、**「適切な人をバスに乗せる」**という表現が出てくる。適切な人をバスに乗せ、適切な人がそれぞれふさわしい席につき、不適切な人がバスから降りれば、素晴らしい場所に行く方法を決められるとある。

「適切な人をバスに乗せる」というのは、「能力」ではなく「性格」を重視して人を採用することを意味している。つまり、いくら仕事ができても使命感をもたない人を採用してはならないということを伝えている。このように、同著では最初に「適切な人を選ぶ」ことが重要と伝えているが、実はその前にやることがある。それは**「どのようなバスなのか」**を決めることだ。

人は誰しも生まれながらにしてもっている「使命」がある。そして、スタッフが乗るバスは先生の**「使命感」**だ。『鬼滅の刃』という漫画には「煉獄杏寿郎」というキャラクターが登場する。煉獄杏寿郎は主人公の竈門炭治郎の所属する鬼殺隊の「柱」と呼ばれる上官のような存在で、彼の使命感は「人を助けること」だった。

幼いころに母から教えられた「弱き人を助けることは強く生まれた者の責務です」という言葉のとおり、戦闘時にはどんな大きな怪我を負っても、絶対に勝てない強敵が相手でも、立ち向かう覚悟と胆力を発揮した。そして、「俺は俺の責務を全うする」、「ここにいる者は誰も死なせない」という言葉を残し、実際に誰一人死なすことなく力強く戦い、散っていった。

このように使命感のある人は、散り際までも美しく、そしてかっ

3人のレンガ職人　213

こいい。

　バスに乗る人を選ぶ前に、まずはバスをデザインする。そして、先生の使命に共感するスタッフや患者さんが増えることで、医院の規模は大きくなっていく。

　実は本書の執筆中にベテラン社員から退職の申し出があった。社員の退職はいつになってもつらいものだ。

　しかし、決まってそんなときに励まし、支えてくれるのはいつもクライアントの先生だ。「山下さん、大丈夫ですよ」「何とかなりますよ」「また一緒に飲みに行きましょう」。そのような言葉にどれだけ励まされただろうか。

　結局、このような書籍を書いていながらも、私自身もまだまだできていないことがたくさんある。だからこそ、クライアントの先生たちと一緒に悩みを分かち合い、これからもともに成長していきたいと願う。

　私の書籍のあとがきは、実はどれも家族への謝辞で終わっている。

　最初に出版した書籍は、結婚式直前に妻に向けて書いたものであり、子どもが生まれてからは子どもに向けたメッセージも伝えてきた。

　そんな息子も今年はもう高校生になる。

　少し前に小学校の卒業式と思っていたら、もうすぐ中学校の卒業式だ。

　小学校の卒業式の当日、私は仕事が入っていた。息子からは何度も「お父さんは来ないの？」と尋ねられた。

「ごめん、お父さん仕事だから」

　そう話していたが、たまたま当日仕事のキャンセルが入り、急遽、卒業式に参加できた。

息子の小学校では卒業式に一人ひとり、将来どうなりたいか「決意表明」をするイベントがあり、息子は全校生徒の前で次のような決意表明をする。

「山下大輝。僕は将来、税理士になってお父さんと一緒に会社で働きたい。そのためにこれから学力をつけて簿記の1級をとれるようになりたい」

　仕事なんてつらいことの連続だ。しかし、そんななかでも涙が出るぐらいうれしいことだってある。

　人は必ずいつか死ぬ。だからこそ、散り際まで美しくかっこよく生きたいと願う。そして、クライアントやスタッフ、家族を守り抜く「柱」として、これからも心の炎を燃やし続けていくことをお約束する。

山下剛史

本書の参考文献

1）エリヤフ・ゴールドラット，三本木 亮（訳）：ザ・ゴール─企業の究極の目的とは何か．ダイヤモンド社，東京，2001．

2）ビル・パーキンス，児島 修（訳）：DIE WITH ZERO 人生が豊かになりすぎる究極のルール．ダイヤモンド社，東京，2020．

3）大前研一：第4の波：大前流「21世紀型経済理論」．小学館，東京，2023．

4）木下勝寿：売上最小化、利益最大化の法則──利益率29％経営の秘密．ダイヤモンド社，東京，2021．

5）スティーブン・R・コヴィー，フランクリン・コヴィー・ジャパン（訳）：完訳7つの習慣．キングベアー出版，東京，2013．

6）ダニエル・ピンク，大前研一（訳）：モチベーション3.0 持続する「やる気！」をいかに引き出すか．講談社，東京，2010．

7）橘 玲：無理ゲー社会．小学館，東京，2021．

8）田中修治：大きな嘘の木の下で～僕がOWNDAYSを経営しながら考えていた10のウソ。～．幻冬舎，東京，2020．

9）青野慶久：チームのことだけ、考えた。──サイボウズはどのようにして「100人100通り」の働き方ができる会社になったか．ダイヤモンド社，東京，2015．

10）ジム・コリンズ，山岡洋一（訳）：ビジョナリーカンパニー2 飛躍の法則．日経BP，東京，2001．

11）吾峠呼世晴：鬼滅の刃．集英社，東京．

（注）本書の内容は2024年11月現在の税法に基づいております。なお、本書ではできるかぎりわかりやすく表現するため、特殊なケースなどは省略している部分がございます。記載された意見およびデータによって読者に生じた損失および逸失利益その他一切の損益について、著者はいかなる責任も負いません。実行される場合には、顧問税理士によくご相談のうえ、最終判断はご自身で行われますようよろしくお願いいたします。

\ 歯科専門税理士が教える /

年商1億円医院の設計図

[著] 山下剛史（税理士法人キャスダック）

お金が残る歯科医院を作る法則、教えます。

年商1億円を達成している歯科医院は、全国に約5%。データベースから浮かび上がった成功歯科医院の「設計図」を公開！

歯科医院の未来は「広告」、「人材」、「器材」の投資で決まる！

A5判・204頁
本体3,600円＋税

意外と手が届く！年商1億円を達成する経営の法則、教えます！

CONTENTS

第1章　歯科医院は「年商1億円」が一番幸せである
- 「世帯年収2,000万円」「金融資産1億円」が幸せのバロメーター
- 「年商1億円医院」の院長報酬はプロ野球選手と同じレベル　他

第2章　9割のドクターが年商1億円を達成できない本当の理由
- とびっきりまいラーメンを作れるオヤジの店が必ず流行るとは限らない
- 自分の年商は身近な周りの5人のドクターの平均になる「つるみの法則」　他

第3章　あなたの医院が最短で年商1億円を達成する「設計図」
- 家の大きさが決まれば、設計図はどのハウスメーカーもほとんど同じだった
- 年商1億円医院の設計図を公開　他

第4章　年商1億円を達成するための「広告投資」戦略
- 歯科医院が広告に投資しない3つの理由とは？
- 札束に火をつけられる勇者だけが年商1億円を達成できる　他

第5章　年商1億円を達成するための「人材投資」戦略
- 「カリスマ院長」の医院によい人材は集まらない
- 昇給や賞与でスタッフのモチベーションが上がらない本当の理由　他

第6章　年商1億円を達成するための「器材投資」戦略
- 結局、歯科医院の年商はユニットの台数で決まる
- ユニットを増設するタイミングを計る基準値とは？　他

第7章　どうして年商1億円を達成しても医院にお金が残らないのか？
- 院長報酬を含めた人件費率が50%を超えると絶対にお金は残らない
- 「経費という名の無駄遣い」を最小化することでしかお金は残らない　他

事例01　"そこにある"だけで自然と患者が集まる広告投資の魅力（兵庫県・のぶ歯科クリニック）
事例02　時代や地域性を見極めた戦略を立て、広告投資を行う（千葉県・しらとり歯科・矯正歯科）
事例03　採用から教育まで時間をかけて徹底的に人材を育てる（大阪府・しまだ歯科クリニック）
事例04　設備、器材への投資、そして、「移転」。幸せを追求し続ける（兵庫県・伊藤歯科クリニック）
事例05　臆せず積極的な器材投資が成功への近道（東京都・片平歯科医院）

歯科医院の5%しか達成していない年商1億円。著者の山下剛史氏は「クライアントの45%以上が年商1億円医院」という実績を上げている。成功の法則から導き出された「設計図」どおりに経営すれば、年商1億円を達成できることを示したのが本書である。まず、なぜ年商1億円を目指すべきなのかを述べ、なかなか達成できない要因を分析。そして、その打開策を年商1億円医院の経営数値や共通項を参照しつつ詳説する。また、青色申告決算書を用いた「設計図」の作成方法を解説し、投資戦略における次の一手を示した。「広告投資」「人材投資」「器材投資」、それぞれに特化して年商1億円を達成した院長へのインタビューにもご注目いただきたい。歯科医院が最短で年商1億円を達成するための必読書である。

詳しい情報はこちら

デンタルダイヤモンド社

歯科医院開業バイブル

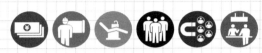

【編集委員】荒井昌海（東京都・エムズ歯科クリニック）

ライバルに差をつける！
スタートダッシュ開業の必読書

勤務医経験を経て、いざ開業！
多くの歯科医師が通る道ですが、開業医になると、勤務医時代とは比較にならない多くの役割を担わなければならない現実に直面します。「物件選び」「資金繰り」「事業計画」「医院設計」「求人・採用」などなど、決めなければならないことは山のようにあり、コンサルタントやメーカー、業者のアドバイスにますます迷いが生じてしまうこともあるでしょう。
本書はそんな、初めての開業に悩む先生方が知っておくべき、押さえておくべきポイントが整理された、プロから学べる実践的ハウツー本です。近い将来の開業に備えて、まずは本書で理論武装をすることをお勧めします。

《A4判・176頁・オールカラー 本体6,000円＋税》

歯科医院開業の入門書！

CONTENTS

第1章 お金　指原利基　山下剛央
- 開業医・勤務医のメリット・デメリット
- あなたにピッタリの物件の選び方
- 開業時に必要なお金はいくら？
- 開業してからのお金を「視える化」する事業計画の作り方

第2章 設計・施工　雨谷祐之
- コンセプトを明確にする
- 設計と施工のスケジュール
- 設計の依頼先を選定する
- 歯科医院の設計　　見積もりを依頼する
- 工事を施工する　　開業準備をする
- 設計と施工の費用

第3章 機材・備品　赤司征大
- 機材・備品の選定に際して知っておくべき3つの前提
- 機材・備品の分類
- 機材・備品の選定の第一歩
- 大型医療機器の選定のポイント
- 小型医療機器・歯科材料・インスツルメントなどの選定のポイント
- 価格交渉
- 機材・備品選定のスケジュールおよび、その他のポイント
- 機材・備品リスト

第4章 人
- 求人、採用を計画する　赤司征大
- 雇用条件のポイント　渡辺俊一

第5章 集患・広告
- 医療広告規制　　田尾耕太郎
- ロゴデザイン　　瀬戸昭洋
- Web サイト　　田尾耕太郎
- 看板　小山雅明
- 印刷物　瀬戸昭洋
- 内覧会　本多隆子

第6章 行政等手続き
中村和正　今村 正
- 保健所および厚生局への手続き
- 税務署への手続き
- 社会保険および労働保険の手続き

著者プロフィール

山下剛史（やました たけし）

　大手税理士法人・医療系コンサルティング会社を経て、2003年に歯科専門のデンタルクリニック会計事務所を設立。2014年に税理士法人キャスダックに改組。税理士・行政書士・ファイナンシャルプランナー（CFP）。「歯科医院のキャッシュの最大化」をモットーに、医院の節税・数値分析、キャッシュフロー改善コンサルティングなど税務会計の枠を超えた幅広いサービスを展開。

　2024年現在、約48％のクライアントが年商1億円を達成している。数多くの開業も手がけ、開業して数ヵ月でレセプト300枚を達成するクライアントも多数。クライアントには開業して間もない30〜40代のやる気に溢れた先生が多く、歯科医院のパワーパートナーとして関西・関東を中心に活躍している。

　おもな著書に『利益を出す経営の極意』、『キャッシュ最大化計画』『あなたの歯科医院を90日で成功させる』、『スタッフのヤル気が歯科医院を発展させる』、『歯科医院にお金を残す節税の極意』（いずれもクインテッセンス出版）、『年商1億円医院の設計図』（デンタルダイヤモンド社）がある。

歯科専門税理士が教える
利益最大化＆給与最大化の医院経営術

発行日	2025年2月1日　第1版第1刷
著　者	山下剛史
発行人	濱野　優
発行所	株式会社デンタルダイヤモンド社
	〒113-0033 東京都文京区本郷2-27-17 ICNビル3階
	電話 ＝ 03-6801-5810 ㈹
	https://www.dental-diamond.co.jp/
	振替口座 ＝ 00160-3-10768
印刷所	株式会社エス・ケイ・ジェイ

ⒸTakeshi YAMASHITA, 2025
落丁、乱丁本はお取り替えいたします。

●本書の複製権・翻訳権・上映権・譲渡権・公衆送信権（送信可能化権を含む）は㈱デンタルダイヤモンド社が保有します。

● JCOPY 〈㈳出版者著作権管理機構 委託出版物〉
本書の無断複写は著作権法上での例外を除き禁じられています。複写される場合は、そのつど事前に㈳出版者著作権管理機構（TEL：03-5244-5088、FAX：03-5244-5089、e-mail：info@jcopy.or.jp）の許諾を得てください。

登録無料！

メールマガジンの登録はこちら！

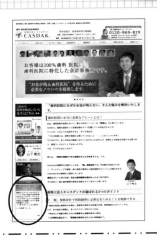

Yahoo!、Google で
「キャスダック」
と検索してください。
山下剛史が運営する
税理士法人キャスダックのホームページに
すぐにアクセスできます。

検索は今すぐ！

| キャスダック | 🔍 検索 |

http://www.dentax.jp

最新の節税方法やファイナンシャルプランニングなど歯科医院のお金を最大化するノウハウ、マーケティングや歯科医院経営に役立つノウハウを毎月お届けします。(『まぐまぐ！』から発行)

歯科医院にお金を残す秘訣は、ただひとつ。
「適切なタイミングで適切な情報を入手すること」です。
税制は毎年改正されますし、歯科医院で使える助成金なども毎年変化します。

税理士法人キャスダックでは、メルマガ登録者にこれらの情報をタイムリーに発信しています。
これらを入手することで、先生の医院の経営を飛躍的に発展させることが可能です。
これからの厳しい歯科業界の競争から抜け出し、しっかりお金が残る歯科医院を作りたい先生は、ぜひ税理士法人キャスダックのホームページにアクセスし、メルマガに登録してください。

 税理士法人 キャスダック
CASDAK　　税理士法人 キャスダック
代表税理士　山下剛史

お問い合わせ　0120-969-819

《大阪事務所》〒530-0001
　　　　　　　大阪市北区梅田2丁目4-9 ブリーゼタワー25F
《東京事務所》〒105-0014
　　　　　　　東京都港区芝2丁目2-15 芝2丁目ビル4階